Frankenstein/Täger/Andrassy

Kodierleitfaden für die Angiologie 2018

D1666778

Kodierleitfaden für die Angiologie 2018

Inklusive der aktuellen FoKA- und MDK-Empfehlungen

von

Prof. Dr. Lutz Frankenstein

Dr. Tobias Täger

Prof. Dr. Martin Andrassy

7. Auflage 2018

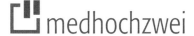

Anschrift der Autoren:
Prof. Dr. Lutz Frankenstein und Dr. Tobias Täger
Medizinische Universitätsklinik
Abteilung Innere Medizin III
Kardiologie, Angiologie und Pneumologie
Im Neuenheimer Feld 410
69120 Heidelberg
E-Mail: Lutz_Frankenstein@med.uni-heidelberg.de

Prof. Dr. Martin Andrassy
Fürst-Stirum-Klinik Bruchsal
Gutleutstr. 1–14
76646 Bruchsal

Bibliografische Information der Deutschen Nationalbibliothek

Die Deutsche Nationalbibliothek verzeichnet diese Publikation in der Deutschen Nationalbibliografie; detaillierte bibliografische Daten sind im Internet über http://dnb.d-nb.de abrufbar.

Bei der Herstellung des Werkes haben wir uns zukunftsbewusst für umweltverträgliche und wiederverwertbare Materialien entschieden. Der Inhalt ist auf elementar chlorfreiem Papier gedruckt.

ISBN 978-3-86216-376-2
© 2018 medhochzwei Verlag GmbH, Heidelberg
www.medhochzwei-verlag.de

Satz: Reemers Publishing Services GmbH, Krefeld
Umschlaggestaltung: Wachter Kommunikationsdesign, St. Martin
Titelbild: Florian Augustin/Shutterstock.com
Druck: M. P. Media-Print Informationstechnologie GmbH, Paderborn

Vorwort

Angiologische Erkrankungen sind wesentlich häufiger als gemeinhin akzeptiert. Alleine die chronischen Venenleiden verursachen einen hohen volkswirtschaftlichen Schaden und sind für die Patienten sehr einschränkend. Nicht viel anders verhält es sich mit den arteriellen Erkrankungen. Dabei werden wir nicht zuletzt durch die Entwicklung der Altersstruktur und der sogenannten Wohlstandskrankheiten vor stetig wachsende Patientenzahlen gestellt.

Nicht immer ist die Zuordnung angiologischer Krankheitsbilder zum Fachgebiet „Angiologie" einfach oder eindeutig. Es bestehen Überschneidungen mit den vaskulären Erkrankungen an Herz (Kardiologie) und Nervensystem (Neurologie/Neurochirurgie), Teilaspekten bei Venen-/Lymphgefäßleiden (Dermatologie), sowie eine enge Zusammenarbeit mit der Gefäßchirurgie und den internistischen Teilgebieten, die ätiologisch beteiligt sind (z. B. Rheumatologie, Diabetologie, etc.). Dieser Zuordnungs-Aspekt wird in dem vorliegenden Kodierleitfaden komplett ignoriert werden, da die Fachgebietszugehörigkeit die Verschlüsselung und Abrechnung nicht berührt.

Bezüglich der Abrechnung im DRG-System steht die Angiologie wie fast keine andere Disziplin im Spannungsfeld von ambulanten und stationsersetzenden Maßnahmen. Größere Veränderungen im DRG-System sind nicht erfolgt. Es bleibt abzuwarten, wie die Differenzierung der peripheren Eingriffe in „venös" und „arteriell" in 2017 sich in rechenbare Zahlen des Jahres 2018 übersetzt. Die sonstigen Anpassungen gehen wie gehabt um kleinere Veränderungen der Verweildauer oder Aufnahme von sonstigen, bisher noch nicht kodierbaren Maßnahmen. Aktuell erleben wir, wie die Erfass- und Abrechenbarkeit venöser Interventionen weit hinter der klinischen Realität und Anwendung hinterherhinkt. Ansonsten wurde für das Jahr 2018 die detailliertere Abbildung aufwändiger Pflege noch weiter vertieft. Während einiges bereits implizit gelöst war (z. B. über CCL-Matrix oder SAPS) oder über den PKMS explizit erfasst wurde, sind für

2018 zwei neue Zusatzentgelte (ZE162 und ZE163) geschaffen worden, um Pflegeaufwand bei pflegeaufwändigen Patienten zu vergüten.

Eine angiologische Abteilung sollte in ihrer Dokumentation einen hohen Wert auf Genauigkeit und Verständlichkeit legen: der medizinische Sachverhalt ist komplex und Kodierer sind keine Fachärzte. Sie benötigen daher einfache Angaben, welche Maßnahmen am Patienten durchgeführt wurden bzw. welche Diagnosen behandelt wurden. Dies kann im einfachsten Fall bereits den Erfolg oder Misserfolg beim Streit um primäre und sekundäre Fehlbelegung bedeuten. Kodierfehler werden nicht mehr ausgeglichen. Im Zweifel werden keine Erlöse für angefallene Kosten generiert.

Scheuen sie nicht die Kontaktaufnahme mit den Autoren, da interpretierbare Kodierungen und knifflige Fallkonstellationen von ihrem Feedback leben. Ein Dank vorab an alle Leser für ihre Kommentare und Hinweise.

Heidelberg, Januar 2018

Lutz Frankenstein, Tobias Täger & Martin Andrassy

Inhaltsverzeichnis

1   Einführung

Zunächst zwei einfache Regeln:
1.   Keine Diagnose ohne Mehraufwand, keine Prozedur ohne Durchführung!

Folgt man diesem Satz, umschifft man schon die gröbsten Fehler der Verschlüsselung.
2.   Kein Kodieren ohne vollständige Unterlagen!

Manches steht eben nicht explizit im Artzbrief – der Pflegeaufwand z. B. fast grundsätzlich nicht. Auch ergeben sich einige Kodes oft aus der Kombination aus Testergebnis und Pflegekurve – z. B. die Relevanz einer Hypokaliämie.

1.1   Hauptdiagnose

Stellen Sie sich nur eine einzige (die folgende) Frage: Warum/ aufgrund welcher Krankheit ist der Patient am Tag der stationären Aufnahme wirklich aufgenommen worden? Das ist die Hauptdiagnose. Die Antwort ist retrospektiv, also mit allen Informationen des Entlassbriefes zu geben. Wenn zwei oder mehrere Diagnosen in Bezug zu Aufnahme, Untersuchungsbefunden und/ oder der durchgeführten Therapie gleichermaßen die Kriterien für die Hauptdiagnose erfüllen, ist vom behandelnden Arzt diejenige auszuwählen, die für Untersuchung und/oder Behandlung die meisten Ressourcen verbraucht hat. [DKR D002].

1.2   Nebendiagnose

Einfache Regel: Alles, was wir als „Diagnose" belegen können, aber nicht die Hauptdiagnose ist, ist eine Nebendiagnose. Stets aber: kein Aufwand = keine Nebendiagnose! Der Mehraufwand muss natürlich dokumentiert sein als eine der folgenden drei

Formen: therapeutische Maßnahmen; diagnostische Maßnahmen; erhöhter Betreuungs-, Pflege- und/oder Überwachungsaufwand.

1.3 Symptome

In zwei grundsätzlichen Konstellationen kodieren wir Symptome:
1. Das Symptom ist ein eigenständiges Problem.

Damit können wir Symptome sogar als Hauptdiagnose haben – eben immer dann, wenn das Symptom als eigenständiges Problem der Grund für die stationäre Aufnahme war.

2. Das Symptom ist das einzige, was wir kodieren können

Gelegentlich enden Aufenthalt und Arztbrief nach einer langen Liste von Untersuchungen ohne greifbare Erkrankung bzw. Diagnose. Dann sind Symptome direkt als Nebendiagnosen kodierbar, wenn sie Regelungen zur Kodierung von Nebendiagnosen erfüllen [DKR D003].

1.4 Prozeduren

Während Diagnosen nur kodierbar sind, wenn sie einen (von den o. a. drei möglichen Formen von) Aufwand verursachen, ist die Regel für Prozeduren noch einfacher – wir kodieren nur, was wir gemacht haben. Prozeduren sind also Aufwand. Die zweite Regel ist, dass der gewählte Kode die Prozedur vollständig beschreiben sollte.

2 Erkrankungen der Arterien

2.1 Atherosklerose und Folgeerkrankungen

Atherosklerose ist immer eine Systemerkrankung. Ihre Manifestation verursacht viele der Wohlstandserkrankungen der westlichen Welt mit hoher gesundheitlicher und ökonomischer Relevanz. Deswegen gibt es auch einen eigenen Schlüssel, der einen Teil der Folgekrankheiten gleich mit beinhaltet.

Unter der I70 (Atherosklerose) gruppieren rein ätiologisch/begrifflich auch die Arteriolosklerose, die Arteriosklerose, die Arteriosklerotische Gefäßkrankheit im allgemeinen, das arterielle Atherom, die arterielle/arteriovaskuläre/oder vaskuläre Degeneration, die Endarteriitis deformans oder obliterans und die senile Arteriitis bzw. Endarteriitis. Die Koronargefäße verschlüsseln über die I25 und die Mesenterialgefäße über die K55. Auf letztere wird noch gesondert eingegangen.

2.1.1 Supraaortale und hirnversorgende Gefäße

Im Sinne des DRG werden die supraaortalen Gefäße – zusammen mit weiteren Arterien – zu „sonstige Arterien" zusammengefasst. Der Schlüssel lautet folglich:
I70.8   Atherosklerose sonstiger Arterien

Da dies die einzige Information des Schlüssels ist, ist im Sinne der vollständigen Abbildung der Erkrankung eventuell noch ein Schlüssel zur Angabe des Ausmaßes der Stenosierung durch die Atherosklerose nötig. Das wäre dann die:
I65.-   Verschluss und Stenose präzerebraler Arterien ohne resultierenden Hirninfarkt
(Inkl.: Embolie/Obstruktion (komplett) (partiell)/Stenose/Thrombose der A. basilaris, A. carotis oder A. vertebralis, ohne resultierenden Hirninfarkt; Exkl.: Als Ursache eines Hirninfarktes (I63.-))

I65.0 Verschluss und Stenose der A. vertebralis
I65.1 Verschluss und Stenose der A. basilaris
I65.2 Verschluss und Stenose der A. carotis
I65.3 Verschluss und Stenose mehrerer und beidseitiger präzerebraler Arterien
I65.8 Verschluss und Stenose sonstiger präzerebraler Arterien
I65.9 Verschluss und Stenose einer nicht näher bezeichneten präzerebralen Arterie

2.1.2 Aorta

Soll lediglich unspezifisch die Atherosklerose der Aorta verschlüsselt werden, so verwendet man die:

I70.0 Atherosklerose der Aorta

2.1.3 Arme

Hier gibt es unabhängig von Ausmaß bzw. genauer Lokalisation nur einen Schlüssel in der I70.2- (Atherosklerose der Extremitätenarterien)

I70.26 Schulter-Arm-Typ, alle Stadien

2.1.4 Beine – pAVK & Folgen

Die I70.2- (Atherosklerose der Extremitätenarterien) beinhaltet auch die Atherosklerotische Gangrän, die Mönckeberg- (Media-) Sklerose und die periphere arterielle Verschlusskrankheit der Extremitäten)

I70.20 Becken-Bein-Typ, ohne Beschwerden (Stadium I nach Fontaine)
I70.21 Becken-Bein-Typ, mit belastungsinduziertem Ischämieschmerz, Gehstrecke 200 m und mehr (Stadium IIa nach Fontaine)
I70.22 Becken-Bein-Typ, mit belastungsinduziertem Ischämieschmerz, Gehstrecke weniger als 200 m (Stadium IIb nach Fontaine)

I70.23 Becken-Bein-Typ, mit Ruheschmerz (Stadium III nach Fontaine)

I70.24 Becken-Bein-Typ, mit Ulzeration (Stadium IV nach Fontaine mit Ulzeration, Gewebedefekt begrenzt auf Haut [Kutis] und Unterhaut [Subkutis])

I70.25 Becken-Bein-Typ, mit Gangrän (Stadium IV nach Fontaine mit Gangrän, Trockene Gangrän, Stadium IVa nach Fontaine; Feuchte Gangrän, Stadium IVb nach Fontaine)

Auch die Claudicatio intermittens bzw. das intermittierende Hinken als klinische Manifestation werden ausschließlich über die I70.2* erfasst. Nicht zuletzt deshalb sind diese Erkrankungen in anderen Schlüsseln (z. B. der I73.*) als Exklusivum geführt. Bezüglich des Unterschieds zwischen Ulcus und Gangrän schafft das DIMDI-FAQ Nr. 1014 (http://www.dimdi.de/static/de/klassi/faq/icd-10/icd-10-gm/faq_1014.htm_319159480.htm), definitorische Klarheit. Ist die Ausprägung der pAVK nicht bekannt, sondern nur, dass es eine gibt, wird ausnahmsweise nicht über die I70.9 verschlüsselt. Deren Benennung lautet nämlich „Generalisierte und nicht näher bezeichnete Atherosklerose". In dieser Konstellation wählt man:

I70.29 Sonstige und nicht näher bezeichnete Atherosklerose der Extremitätenarterien (Periphere arterielle Verschlusskrankheit [pAVK] ohne Angabe eines Stadiums (nach Fontaine); Periphere arterielle Verschlusskrankheit [pAVK] o.n.A.)

Bezüglich der Ulzeration bei pAVK verweisen wir auf das Kapitel „Ulcus cruris und diabetischer Fuß" – nicht zuletzt, weil bei einem Patienten mit pAVK auch Ulzerationen anderer Genese als der pAVK selbst auftreten können. In solchen Konstellationen wäre die Verschlüsselung der I70.24 falsch, da hier ein ätiologischer Zusammenhang gemeint ist.

2.1.5 Nierenarterie

Für die Atherosklerose der Nierenarterien (inklusive der Gold-blatt-Niere) verwendet man die:

I70.1   Atherosklerose der Nierenarterie

Nicht gemeint mit diesem Schlüssel (Exklusivum) sind alle Zustände, die unter der I12 (hypertensive Nierenkrankheit) zusammengefasst werden, also: Arteriosklerose der Niere, arteriosklerotische Nephritis (chronisch, interstitiell), hypertensive Nephropathie, Nephrosklerose [Nephro-Angiosklerose].

2.1.6 Sonstige Arterien

Alle anderen, spezifisch bezeichenbaren Arterien werden unter „sonstige Arterien" zusammengefasst. Der Schlüssel für ihren atherosklerotischen Befall lautet folglich:

I70.8   Atherosklerose sonstiger Arterien

2.2 Sonstige Erkrankungen der Arterien

2.2.1 Aorta

Aneurysma der Aorta
Sowohl die Dissektion als auch das klassisches Aneurysma gehen in die gleiche Gruppe: I71 (Aortenaneurysma und -dissektion). Grundsätzlich trennt der Schlüssel zum einen nach der Lokalisation bzw. dem betroffen Aortenabschnitt und zum anderen bezüglich des Status „Ruptur":

I71.-   Aortenaneurysma und -dissektion
I71.1   Aneurysma der Aorta thoracica, rupturiert
I71.2   Aneurysma der Aorta thoracica, ohne Angabe einer Ruptur
I71.3   Aneurysma der Aorta abdominalis, rupturiert
I71.4   Aneurysma der Aorta abdominalis, ohne Angabe einer Ruptur

I71.5   Aortenaneurysma, thorakoabdominal, rupturiert

I71.6   Aortenaneurysma, thorakoabdominal, ohne Angabe einer Ruptur

I71.8   Aortenaneurysma nicht näher bezeichneter Lokalisation, rupturiert
(Inkl.: Ruptur der Aorta o. n. A.)

I71.9   Aortenaneurysma nicht näher bezeichneter Lokalisation, ohne Angabe einer Ruptur
(Inkl.: Aneurysma/Dilatation/hyaline Nekrose der Aorta)

Aortendissektion

Wie bereits beschrieben, verschlüsselt auch die Aortendissektion über die I71. Hier verweisen wir auf das Kapitel 7 „Angiologische Notfälle".

Aortenisthmusstenose/Koarktation

Die Aortenisthmusstenose (synonym: Koarktation) ist angeboren. Folglich kodiert sie auch über die Q25 (angeborene Fehlbildungen der großen Arterien):

Q25.1   Koarktation der Aorta (Aortenisthmusstenose (präduktal/postduktal))

Stenose und sonstige Fehlbildung der Aorta

Die angeborenen Fehlbildungen der Aorta verschlüsselt man mit einer Ausnahme ebenfalls über die Q25 (angeborene Fehlbildungen der großen Arterien). Die Koarktation ist bereits oben beschrieben. Es gibt noch folgende Schlüssel:

Q25.2   Atresie der Aorta

Q25.3   Stenose der Aorta (angeboren)
(Inkl.: Supravalvuläre Aortenstenose; Exkl.: Angeborene Aortenklappenstenose (Q23.0))

Q25.4   Sonstige angeborene Fehlbildungen der Aorta

Die Q25.4 beinhaltet dabei das Aneurysma des Sinus Valsalvae (rupturiert), die angeborenen Aneurysmata bzw. Dilatationen der Aorta, die Aplasie bzw. Fehlen der Aorta, den doppelten Aortenbogen [Gefäßring der Aorta], die Hypoplasie der Aorta und die Persistenz von Gefäßkonvoluten im Bereich des Aortenbogens oder eines rechten Aortenbogens.

Einzig die Hypoplasie der Aorta bei hypoplastischem Linksherz-syndrom (Q23.4) verschlüsselt nicht über die Q25.

Eine erworbene Stenose der Aorta wird über die Primärerkrankung verschlüsselt (z. B. I70 Atherosklerose bzw. bei Fehlen solcher Angaben über die I77.1 (Arterienstriktur).

Verletzung der Aorta und ihrer Abgänge
Für die Verletzung der Aorta und ihrer Abgänge gibt es folgende Schlüssel:

S25.0	Verletzung der Aorta thoracica (Inkl.: Aorta o. n. A.)
S25.1	Verletzung des Truncus brachiocephalicus oder der A. sub-clavia
S25.5	Verletzung von Interkostalgefäßen
S25.7	Verletzung mehrerer Blutgefäße des Thorax
S35.0	Verletzung der Aorta abdominalis (Exkl.: Aorta o. n. A. (S25.0))
S35.5	Verletzung von Blutgefäßen der Iliakalregion (Inkl.: Arteria oder Vena iliaca)
S35.7	Verletzung mehrerer Blutgefäße in Höhe des Abdomens, der Lumbosakralgegend und des Beckens

2.2.2 Pulmonale Gefäße

Lungenarterienembolie
Hier verweisen wir auf das Kapitel 7 „Angiologische Notfälle".

Pulmonale Hypertonie
Unter dem landläufigen Begriff der pulmonalen Hypertonie versteht man die pulmonalarterielle Hypertonie als primäre Erkrankung und die pulmonale Hypertonie als sekundäre Erkrankung bei anderen Grundleiden. Die Einteilung folgt der Dana Point Klassifikation (Simonneau et al. JACC 2009). Beiden gemeinsam ist der zunehmende Anstieg des Gefäßwiderstandes mit Anstieg des Blutdrucks im Lungenkreislauf.

Im Sinne der ICD-Klassifikation findet man alle Formen in der I27 (sonstige pulmonale Herzkrankheit):

I27.0 Primäre pulmonale Hypertonie

I27.1 Kyphoskoliotische Herzkrankheit

I27.2- Sonstige näher bezeichnete sekundäre pulmonale Hypertonie

I27.20 Pulmonale Hypertonie bei chronischer Thromboembolie

I27.28 Sonstige näher bezeichnete sekundäre pulmonale Hypertonie

Hinw.: Soll die Ursache angegeben werden, ist eine zusätzliche Schlüsselnummer zu benutzen.

I27.8 Sonstige näher bezeichnete pulmonale Herzkrankheiten (Exkl.: Eisenmenger-Defekt (Q21.88))

I27.9 Pulmonale Herzkrankheit, n. n. b. (Inkl.: chronische kardiopulmonale Krankheit, Cor pulmonale (chronisch) o. n. A.)

Aufpassen muss man lediglich beim „Eisenmenger": Ein Eisenmenger-**Defekt** ist eine angeborene Fehlbildung und wird daher über die:

Q21.88 sonstige angeborene Fehlbildungen der Herzsepten

verschlüsselt. Im Gegensatz dazu ist das Eisenmenger-**Syndrom** (synonym: Eisenmenger-Komplex) eine sekundäre (reaktive) pulmonale Widerstandserhöhung bei einem bestehenden Links-rechts-Shunt. Es kommt nun zu einer Shuntumkehr mit Entwicklung einer deutlichen Zyanose. Dieser Zustand wird über die I27.8 (Sonstige näher bezeichnete pulmonale Herzkrankheiten) verschlüsselt, die logischerweise die Q21.88 als Exklusivum führt.

Pulmonale arteriovenöse Malformationen und sonstige Lungengefäßerkrankungen

Alle sonstigen Erkrankungen der Lungengefäße einschließlich der pulmonalen arteriovenösen Malformationen/Fisteln finden sich in der I28 (Sonstige Krankheiten der Lungengefäße):

I28.0 Arteriovenöse Fistel der Lungengefäße

I28.1 Aneurysma der A. pulmonalis

I28.8   Sonstige näher bezeichnete Krankheiten der Lungenge-
        fäße
        (Inkl.: Ruptur/Stenose/Striktur der Lungengefäße)
I28.9   Krankheit der Lungengefäße, nicht näher bezeichnet

Stenose und sonstige angeborene Fehlbildungen der Pulmonalarterie

Wie schon bei der Aorta, verschlüsseln auch die angeborenen
Stenosen und sonstigen Fehlbildungen der Arteria pulmonalis
über die Q25 (angeborene Fehlbildungen der großen Arterien):

Q25.5   Atresie der A. pulmonalis
Q25.6   Stenose der A. pulmonalis (angeboren)
        (Inkl.: Supravalvuläre Pulmonalarterienstenose)
Q25.7   Sonstige angeborene Fehlbildungen der A. pulmonalis

Dabei beinhaltet die Q25.7 die aberrierende A. pulmonalis, die
Agenesie, das angebore Aneurysma, die Hypoplasie und sonstige angebore Anomalien der A. pulmonalis einschließlich des
angeborenen pulmonalen arteriovenösen Aneurysmas.

Die sekundären Stenosen der Arteria pulmonalis verschlüsseln
über die I28.8 (Sonstige näher bezeichnete Krankheiten der Lungengefäße).

Verletzung der pulmonalen Gefäße

Für die Verletzung der pulmonalen Gefäße (Venen oder Arterien)
gibt es nur einen Schlüssel:
S25.4   Verletzung von Pulmonalgefäßen

2.2.3 Truncus coeliacus und Mesenterialgefäße

Die Erkrankungen des Truncus coeliacus und der Mesenterialgefäße werden sämtlich über die K55 (Gefäßkrankheiten des Darmes) erfasst. Dabei trennt die K55 eigentlich noch nicht einmal
nach Arterien und Venen, sondern nur akut von chronisch:

K55.0   Akute Gefäßkrankheiten des Darmes
K55.1   Chronische Gefäßkrankheiten des Darmes

K55.0 beinhaltet den akuten Darminfarkt, Dünndarmischämie und die fulminante ischämische Kolitis und darüber hinaus auch explizit bei sowohl Mesenterialarterien als auch -venen die Embolie, den Infarkt und die Thrombose bis hin zur subakuten ischämischen Kolitis.

Die K55.1 umfasst dafür die chronische bzw. ischämische Enteritis, Enterokolitis und Kolitis einschließlich der ischämischen Darmstriktur und die mesenteriale Atherosklerose bzw. Gefäßinsuffizienz. Die verbleibenden Schlüssel der K55 umfassen die Angiodysplasien und die „sonstigen" Gefäßkrankheiten des Darmes; für die Verletzungen des Truncus coeliacus und der Mesenterialgefäße haben wir einen eigenen Schlüssel:

S35.2   Verletzung des Truncus coeliacus oder der A. mesenterica
S35.7   Verletzung mehrerer Blutgefäße in Höhe des Abdomens, der Lumbosakralgegend und des Beckens

2.2.4 Nierenarterien

Nierenarterienstenose
Entstand die Stenose der Nierenarterien auf Basis einer Atherosklerose, verwendet man die:
I70.1   Atherosklerose der Nierenarterie

Nicht gemeint mit diesem Schlüssel (Exklusivum) sind alle Zustände, die unter der I12 (hypertensive Nierenkrankheit) zusammengefasst werden, also: Arteriosklerose der Niere, arteriosklerotische Nephritis (chronisch, interstitiell), hypertensive Nephropathie, Nephrosklerose [Nephro-Angiosklerose]. Diese werden im Kapitel „Begleiterkrankungen" gesondert betrachtet.

Bei Fehlen ätiologischer Angaben bleibt nur die unspezifische:
I77.1   Arterienstriktur

Fibromuskuläre Dysplasie
Diese Sonderform der stenosierenden Nierenarterienerkrankung hat keinen eigenen Schlüssel, sondern wird allgemein erfasst über:
I77.3   Fibromuskuläre Dysplasie der Arterien

Verletzung von Nierengefäßen

Bei der Verletzung von Nierengefäßen wird keine Unterscheidung zwischen Arterien und Venen gemacht:

S35.4 Verletzung von Blutgefäßen der Niere
(Inkl.: A. renalis oder V. renalis)

S35.7 Verletzung mehrerer Blutgefäße in Höhe des Abdomens, der Lumbosakralgegend und des Beckens

2.2.5 Arterielle Embolien

Hier verweisen wir auf das Kapitel 7 „Angiologische Notfälle".

2.2.6 „Resteschlüssel"

Für alle anderen Krankheiten von Arterien, die bislang noch nicht erwähnt wurden, hält die ICD die I77 (Sonstige Krankheiten der Arterien und Arteriolen) vor, wobei explizit die A. pulmonalis (I28.-), die Hypersensitivitätsangiitis (M31.0) und die Kollagen-(Gefäß-)Krankheiten (M30–M36) nicht in diesem Schlüssel zählen. Einzelne Schlüssel sind oben schon gelegentlich erwähnt worden. Im Einzelnen umfasst die I77:

77.0 Arteriovenöse Fistel, erworben
(Inkl: erworbenes arteriovenöses Aneurysma, Varix aneurysmatica; Exkl.: Arteriovenöses Aneurysma o. n. A. (Q27.3), Fisteln der Koronargefäße (I25.4), traumatische Fisteln und zerebrale Fisteln (I67.1-))

I77.1 Arterienstriktur

I77.2 Arterienruptur
(Inkl.: arterielle Arrosionsblutung, Arterienfistel; Exkl.: Traumatische Arterienruptur)

I77.3 Fibromuskuläre Dysplasie der Arterien

I77.4 Arteria-coeliaca-Kompressions-Syndrom

I77.5 Arteriennekrose

I77.6 Arteriitis, n. n. b.
(Inkl.: Aortitis o. n. A., Endarteriitis o. n. A.)

I77.8   Sonstige näher bezeichnete Krankheiten der Arterien
        und Arteriolen
        (Inkl.: Arrosion/Ulkus Arterie)
I77.9   Krankheit der Arterien und Arteriolen, n. n. b.

Die I77.6 (sonstige) meint explizit NICHT (= Exklusivum): Arteriitis oder Endarteriitis des Aortenbogens [Takayasu] (M31.4), Arteriitis oder Endarteriitis deformans (I70.-), koronare Arteriitis oder Endarteriitis (I25.8), Arteriitis oder Endarteriitis obliterans (I70.-), Riesenzellarteriitis (M31.5–M31.6), senile Arteriitis oder Endarteriitis (I70.-), zerebrale und anderenorts nicht klassifizierte Arteriitis oder Endarteriitis (I67.7).

3 Venöse Erkrankungen

Auf Embolien und Thrombosen wird noch gesondert eingegangen werden. Außerhalb dieser Krankheitsbilder gibt es einige eigenständige Schlüssel für venöse Erkrankungen – insbesondere für Verletzungen, Verengungen und angeborene Fehlbildungen:

Das Vena-Cava-Superior-Syndrom (venöse Umgehungskreisläufe bei längerem Bestehen der oberen Einflussstauung) verschlüsselt man über

I87.1   Venenkompression
         (Exkl.: Lungenvenen)

Angeborene Fehlbildungen verschlüsselt man über die Q26.- (angeborene Fehlbildungen der großen Venen)

Q26.0   angeboren Stenose der Vena Cava (superior oder inferior)
Q26.1   Persistenz der linken Vena Cava Superior
Q26.8   sonstige angeborene Fehlbildungen der großen Venen
         (z. B. Fehlen der Vena Cava Superior)
Q26.9   Angeborene Fehlbildung einer großen Vene, n. n. b.

Eine Verletzung der venösen Gefäße der oberen Körperhälfte verschlüsselt man über die S15.- (Verletzung von Blutgefäßen in Halshöhe) oder die S25.- (Verletzung von Blutgefäßen des Thorax):

S15.2   Verletzung der Vena jugularis externa
S15.3   Verletzung der Vena jugularis interna
S15.7   Verletzung mehrerer Blutgefäße in Höhe des Halses
S25.2   Verletzung der Vena Cava Superior
S25.3   Verletzung der Vena brachiocephalica oder der Vena Subclavia
S25.7   Verletzung mehrerer Blutgefäße des Thorax

3.1 Phlebothrombose und postthrombotisches Syndrom

Eine Phlebothrombose bezeichnet eine Thrombose des tiefen Venensystems von Arm oder Bein. Ein postthrombotisches Syndrom tritt in der Folge einer solchen Thrombose auf.

Phlebothrombose und Thrombophlebitis kodieren gemeinsam über die I80.- (Thrombose, Phlebitis und Thrombophlebitis). Es entscheidet die Lokalisation:

I80.1 Thrombose, Phlebitis und Thrombophlebitis der V. femoralis

I80.2 Thrombose, Phlebitis und Thrombophlebitis sonstiger tiefer Gefäße der unteren Extremitäten (Inkl.: Tiefe Venenthrombose o. n. A.)

I80.20 Thrombose, Phlebitis und Thrombophlebitis der Beckenvenen

I80.28 Thrombose, Phlebitis und Thrombophlebitis sonstiger tiefer Gefäße der unteren Extremitäten; Tiefe Venenthrombose o. n. A.

I80.3 Thrombose, Phlebitis und Thrombophlebitis der unteren Extremitäten, n. n. b.
(Inkl.: Embolie und Thrombose von Gefäßen der unteren Extremität o. n. A.

I80.8 Thrombose, Phlebitis und Thrombophlebitis sonstiger Lokalisationen

Die Vena Cava und die Milzvene werden hier gesondert behandelt:

I82.2 Embolie und Thrombose der V. cava

I82.80 Embolie und Thrombose der Milzvene

... und ebenso die spezielle Konstellation in Schwangerschaft und Wochenbett:

O22.3 Tiefe Venenthrombose in der Schwangerschaft (Inkl.: Thrombophlebitis der Beckenvenen, präpartal; Tiefe Venenthrombose, präpartal)

O22.8 Sonstige Venenkrankheiten als Komplikation in der Schwangerschaft

O22.9 Venenkrankheit als Komplikation in der Schwangerschaft, n. n. b.
(Inkl.: schwangerschaftsbedingte Phlebitis o. n. A./Phlebopathie o. n. A./Thrombose o. n. A. Thrombophlebitis)

O87.1 Tiefe Venenthrombose im Wochenbett (Inkl.: Thrombophlebitis der Beckenvenen, postpartal; Tiefe Venenthrombose, postpartal)

O87.9 Venenkrankheit als Komplikation im Wochenbett, nicht näher bezeichnet
(Inkl.: puerperale Phlebitis o. n. A./Phlebopathie o. n. A./Thrombose o. n. A.)

Für das postthrombotische Syndrom gibt es einen eigenständigen Schlüssel (I87.0–), wobei noch einmal bezüglich Ulzerationen getrennt wird:

I87.0- Postthrombotisches Syndrom

I87.00 Postthrombotisches Syndrom ohne Ulzeration (Inkl.: Postphlebitisches Syndrom ohne Ulzeration; Postphlebitisches Syndrom o. n. A.; Postthrombotisches Syndrom o. n. A.)

I87.01 Postthrombotisches Syndrom mit Ulzeration (Inkl.: Postphlebitisches Syndrom mit Ulzeration)

3.2 Thrombophlebitis

Eine Thrombophlebitis bezeichnet eine Entzündung – meist mit konsekutiver Thrombose – einer Vene. Damit beinhaltet der Begriff eigentlich weder die Art (oberflächlich vs. tief), noch die Lokalisation (Rückenmark, Hirn, Arm, Brustwand, etc.) der Vene. Im landläufig angiologischen Sinne meint man meist das oberflächliche Venensystem. Die Diagnose stellt sich über die Dokumentation der Entzündung (Schmerz, Rötung, Überwärmung, Schwellung) und der Thrombose (tastbar verhärteter Venenstrang).

Die Thrombophlebitis teilt sich, wie bereits erwähnt, einige Schlüssel mit der Phlebothrombose, wobei erneut die Lokalisation entscheidet:

I80.0 Thrombose, Phlebitis und Thrombophlebitis oberflächlicher Gefäße der unteren Extremitäten

I80.3 Thrombose, Phlebitis und Thrombophlebitis der unteren Extremitäten, n. n. b.
(Inkl.: Embolie und Thrombose von Gefäßen der unteren Extremität o. n. A.)

I80.8- Thrombose, Phlebitis und Thrombophlebitis sonstiger Lokalisationen

I80.80 Thrombose, Phlebitis und Thrombophlebitis oberflächlicher Gefäße der oberen Extremitäten; Thrombose, Phlebitis und Thrombophlebitis: V. basilica, V. cephalica

I80.81 Thrombose, Phlebitis und Thrombophlebitis tiefer Gefäße der oberen Extremitäten; Thrombose, Phlebitis und Thrombophlebitis: V. axillaris, V. subclavia

I80.88 Thrombose, Phlebitis und Thrombophlebitis sonstiger Lokalisationen

I80.9 Thrombose, Phlebitis und Thrombophlebitis nicht näher bezeichneter Lokalisation

Mit einem eigenen Schlüssel wird dabei die Thrombophlebitis migrans bezeichnet:

I82.1 Thrombophlebitis migrans

... und erneut speziell Schwangerschaft/Wochenbett:

O22.2 Oberflächliche Thrombophlebitis in der Schwangerschaft
Thrombophlebitis der Beine in der Schwangerschaft

O22.9 Venenkrankheit als Komplikation in der Schwangerschaft, n. n. b. (Inkl.: schwangerschaftsbedingte Phlebitis o. n. A./Phlebopathie o. n. A./Thrombose o. n. A.)

O87.0 Oberflächliche Thrombophlebitis im Wochenbett

O87.9 Venenkrankheit als Komplikation im Wochenbett, n. n. b. (Inkl.: puerperale Phlebitis o. n. A./Phlebopathie o. n. A./Thrombose o. n. A.)

Darüber hinaus gibt es noch einen eigenen Schlüssel für Komplikationen von Maßnahmen (aus der Reihe der T80er), was keinesfalls eine Verantwortlichkeit des Behandlers impliziert:

T80.1   Gefäßkomplikationen nach Infusion, Transfusion oder Injektion zu therapeutischen Zwecken (Inkl.: Phlebitis/Thrombembolie/Thrombophlebitis nach Infusion, Transfusion oder Injektion zu therapeutischen Zwecken)

T81.7   Gefäßkomplikationen nach einem Eingriff, anderenorts nicht klassifiziert

T82.8   Sonstige näher bezeichnete Komplikationen durch Prothesen, Implantate oder Transplantate im Herzen und in den Gefäßen

T83.8   Sonstige Komplikationen durch Prothesen, Implantate oder Transplantate im Urogenitaltrakt

T84.8   Sonstige Komplikationen durch orthopädische Endoprothesen, Implantate oder Transplantate

T85.8- Sonstige Komplikationen durch interne Prothesen, Implantate oder Transplantate, anderenorts nicht klassifiziert (Inkl.: unter T82.8 aufgeführte Zustände durch interne Prothesen, Implantate oder Transplantate, anderenorts nicht klassifiziert)

T85.81 Sonstige Komplikationen durch interne Prothesen, Implantate oder Transplantate im Nervensystem

T85.88 Sonstige Komplikationen durch interne Prothesen, Implantate oder Transplantate, anderenorts nicht klassifiziert

3.3   Varikosis/chronisch venöse Insuffizienz (CVI)

Krampfadern (Varizen) sind oberflächliche, knotig erweiterte Venen. Bei der Varikosis der unteren Extremität trennt der Schlüssel bezüglich des Vorhandenseins von Ulzerationen bzw. Entzündung.

I83.-   Varizen der unteren Extremitäten

I83.0   Varizen der unteren Extremitäten mit Ulzeration (Inkl.: jeder Zustand unter I83.9 mit Ulzeration oder als ulzeriert bezeichnet/Ulcus varicosum (untere Extremität, jeder Abschnitt))

I83.1 Varizen der unteren Extremitäten mit Entzündung
(Inkl.: jeder Zustand unter I83.9 mit Entzündung oder als entzündet bezeichnet/Stauungsdermatitis o. n. A.)

I83.2 Varizen der unteren Extremitäten mit Ulzeration und Entzündung
(Inkl.: jeder Zustand unter I83.9 mit Ulzeration und Entzündung

I83.9 Varizen der unteren Extremitäten ohne Ulzeration oder Entzündung
(Inkl.: Phlebektasie/Status varicosus/Variköse Venen der untere Extremität [jeder Abschnitt] oder nicht näher bezeichnete Lokalisation)

Davon ausgenommen sind erneut Varizen als Komplikation bei Schwangerschaft (O22.0) oder Wochenbett (O87.8). Letztere beinhalten sogar die Genitalvarizen:

O22.0 Varizen der unteren Extremitäten in der Schwangerschaft
(Inkl.: Varizen o. n. A. in der Schwangerschaft)

O87.8 Sonstige Venenkrankheiten als Komplikation im Wochenbett
(Inkl.: Genitalvarizen im Wochenbett)

Natürlich gibt es auch Varizen an anderen Lokalisationen als den Beinen (I86.- Varizen sonstiger Lokalisation), aber diese fallen nur selten in den Bereich der Angiologie.

Die chronische venöse Insuffizienz bzw. das chronisch venöse Stauungssyndrom entsteht durch eine chronische Störung des venösen Abflusses – auf Basis einer Entzündung, einer Thrombose oder anderer Risikofaktoren. Es gibt es nur einen Schlüssel:

I87.2 Venöse Insuffizienz (chronisch, peripher)

3.4 Ulcus cruris venosum

Bei der Verschlüsselung von Ulcera cruris (offene Stelle/Geschwür am Bein) kommt es ganz wesentlich darauf an, auf welcher Grundlage (arteriell, venös, etc.) sie entstanden sind. Darauf wird auch in den jeweiligen krankheitsspezifischen Kapiteln und gesondert im Kapitel 6 eingegangen. Für die venösen Ulcera bedeutet das im Einzelnen:

Entstand das Ulcus in der Folge einer Varikosis, verwendet man die I83. Dort trennt der Schlüssel noch einmal bezüglich einer Begleitentzündung:

I83.0   Varizen der unteren Extremitäten mit Ulzeration
        (Inkl.: jeder Zustand unter I83.9 mit Ulzeration oder als ulzeriert bezeichnet/Ulcus varicosum (untere Extremität, jeder Abschnitt))

I83.2   Varizen der unteren Extremitäten mit Ulzeration und Entzündung
        (Inkl.: jeder Zustand unter I83.9 mit Ulzeration und Entzündung

In der Folge eines postthrombotischen Syndroms ist der Schlüssel:

I87.01 Postthrombotisches Syndrom mit Ulzeration
        (Inkl.: Postphlebitisches Syndrom mit Ulzeration)

Da hier nicht bezüglich einer Begleitentzündung getrennt wird, muss gegebenenfalls noch der Schlüssel für die Phlegmone (L03) zusätzlich angegeben werden.

3.5 Pfortaderthrombose und Portale Hypertension

Diese Erkrankungen sind sicherlich keine angiologischen Krankheitsbilder im klassischen Verständnis, jedoch wird gelegentlich die angiolgische Expertise bei der entsprechenden Intervention benötigt. Deswegen seien sie hier kurz aufgeführt.

Die einfache Pfortaderthrombose bzw. der Pfortaderverschluss verschlüsselt über:

I81   Pfortaderthrombose
       (Inkl.: Pfortaderverschluss)

Von den Pfortaderästen gibt es nur für die Milzvene einen eigenen Schlüssel:

I82.80   Embolie und Thrombose der Milzvene

Die Entzündung der der Pfortader (Pylephlebitis) wird verschlüsselt über:

K75.1   Phlebitis der Pfortader (Pylephlebitis)

Die portale Hypertonie verschlüsselt man über:

K76.6   Portale Hypertonie

Dieser Schlüssel ist dann stets um die Ätiologie (z. B. die Leberzirrhose) zu ergänzen, weswegen man die K76.6 sehr regelmäßig als Exklusivum eben dieser Ätiologie-Schlüssel findet. Die Ausnahme bilden dabei die portalen Hypertonien infektiöser Genese, bei denen über die Kreuz/Stern-Systematik die K77 angehängt wird – so z. B. bei der Bilharziose:

B65.-†   Schistosomiasis (Bilharziose)

K77.0*   Leberkrankheiten bei anderenorts klassifizierten infektiösen und parasitären Krankheiten

4   Erkrankungen der Lymphgefäße

Eine Lymphangiosis Carcinomatosa ist stets ein sekundäres Phänomen zu einem Primärtumor. Sie ist häufig in der Lunge oder der Haut zu finden. Die dazu gehörigen Schlüssel findet man in der C78 (Sekundäre bösartige Neubildung der Atmungs- und Verdauungsorgane) und der C79 (Sekundäre bösartige Neubildung an sonstigen und nicht näher bezeichneten Lokalisationen). Die häufigsten wären:

C78.0   Sekundäre bösartige Neubildung der Lunge

C78.2   Sekundäre bösartige Neubildung der Pleura

C79.2   Sekundäre bösartige Neubildung der Haut

C79.88   Sekundäre bösartige Neubildung sonstiger näher bezeichneter Lokalisationen

Primäre Tumore der Lymphgefäße werden in der D18 erfasst, wobei für die Angabe der Subkategorie die fünften Stellen zu benutzen sind:

D18.1-   Lymphangiom
    (Inkl.: Hämolymphangiom); fünfte Stelle (Bindestrich):

0   = Hygroma colli cysticum

1   = Axilla

2   = Inguinal

3   = Retroperitoneal

8   = Sonstige Lokalisationen
    (Inkl.: Mesenterial)

9   = Nicht näher bezeichnete Lokalisation

Die bösartigen sonstigen Neubildungen der Lymphgefäße werden zusammen mit bösartigen Neubildungen anderer Strukturen in der C49 zusammengefasst:

C49.-   Bösartige Neubildung sonstigen Bindegewebes und anderer Weichteilgewebe

C49.0   Bindegewebe und andere Weichteilgewebe des Kopfes, des Gesichtes und des Halses
    (Inkl.: Bindegewebe an Augenlid/Ohr; Exkl.: Bindegewebe der Orbita (C69.6))

C49.1   Bindegewebe und andere Weichteilgewebe der oberen Extremität, einschließlich Schulter

C49.2   Bindegewebe und andere Weichteilgewebe der unteren Extremität, einschließlich Hüfte

C49.3   Bindegewebe und andere Weichteilgewebe des Thorax (Inkl.: Axilla/Große Gefäße/Zwerchfell; Exkl.: Brustdrüse (C50.-)/Herz (C38.0)/Mediastinum (C38.1–C38.3)/Thymus (C37))

C49.4   Bindegewebe und andere Weichteilgewebe des Abdomens
(Inkl.: Bauchwand/Hypochondrium)

C49.5   Bindegewebe und andere Weichteilgewebe des Beckens (Inkl.: Damm/Gesäß/Leistengegend/

C49.6   Bindegewebe und andere Weichteilgewebe des Rumpfes, n. n. b.
(Inkl.: Rücken o. n. A.)

C49.8   Bindegewebe und andere Weichteilgewebe, mehrere Teilbereiche überlappend
(Inkl.: Bösartige Neubildung des Bindegewebes und anderer Weichteilgewebe, deren Ursprungsort nicht unter den Kategorien C47–C49.6 klassifiziert werden kann)

C49.9   Bindegewebe und andere Weichteilgewebe, n. n. b.

Die gutartigen sonstigen Neubildungen der Lymphgefäße folgen einer ähnlichen Systematik wie die bösartigen und werden zusammen mit gutartigen Neubildungen anderer Strukturen in der D21 zusammengefasst:

D21.-   Sonstige gutartige Neubildungen des Bindegewebes und anderer Weichteilgewebe

D21.0   Bindegewebe und andere Weichteilgewebe des Kopfes, des Gesichtes und des Halses
(Inkl.: Bindegewebe an Augenlid/Ohr; Exkl.: Bindegewebe der Orbita (D31.6))

D21.1   Bindegewebe und andere Weichteilgewebe der oberen Extremität, einschließlich Schulter

D21.2   Bindegewebe und andere Weichteilgewebe der unteren Extremität, einschließlich Hüfte

D21.3   Bindegewebe und andere Weichteilgewebe des Thorax (Inkl.: Axilla/Große Gefäße/Zwerchfell; Exkl.: Herz (D15.1)/ Mediastinum (D15.2)/Thymus (D15.0))

D21.4   Bindegewebe und andere Weichteilgewebe des Abdomens

D21.5   Bindegewebe und andere Weichteilgewebe des Beckens (Exkl.: Uterus: Ligamentum, jedes (D28.2)/Leiomyom (D25.-))

D21.6   Bindegewebe und andere Weichteilgewebe des Rumpfes, n. n. b.
(Inkl.: Rücken o. n. A.)

D21.9   Bindegewebe und andere Weichteilgewebe, n. n. b.

Das hereditäre (angeborene) Lymphödem verschlüsselt man über die Q82.0 — welche mit dem Hinweis „Benutze zusätzliche Schlüsselnummern, um das Vorliegen einer kutanen Lymphfistel, einer subkuntanen Lymphozele, einer dermalen Lymphzyste, eines chylösen Refluxes (I89.8) oder eines lymphogenen Ulkus (L97, L98.4) zu kodieren. Ein gleichzeitig vorhandenes Lipödem ist gesondert zu kodieren (E88.2)." versehen ist:

Q82.0   Hereditäres Lymphödem

Q82.00 Hereditäres Lymphödem der oberen und unteren Extremität(en), Stadium I

Q82.01 Hereditäres Lymphödem der oberen und unteren Extremität(en), Stadium II

Q82.01 Hereditäres Lymphödem der oberen und unteren Extremität(en), Stadium III

Q82.03 Hereditäres Lymphödem, sonstige Lokalisation, Stadium I
Kopf, Hals, Thoraxwand, Genitalbereich

Q82.04 Hereditäres Lymphödem, sonstige Lokalisation, Stadium II
Kopf, Hals, Thoraxwand, Genitalbereich

Q82.05 Hereditäres Lymphödem, sonstige Lokalisation, Stadium III
Kopf, Hals, Thoraxwand, Genitalbereich

Q82.08 Sonstiges hereditäres Lymphödem

Q82.09 Hereditäres Lymphödem, nicht näher bezeichnet

Alle anderen Lymphödeme – mit Ausnahme des Lymphödems in der Folge einer Masektomie oder anderer medizinischer Maßnahmen (s. u.) – verschlüsseln über die I89. Auch gleichzeitig zu diesen Schlüsseln können zusätzliche Schlüsselnummern kodiert werden, um das Vorliegen einer kutanen Lymphfistel, einer subkutanen Lymphozele, einer dermalen Lymphzyste, eines chylösen Refluxes (I89.8) oder eines lymphogenen Ulkus (L97, L98.4) zu kodieren. Auch ein gleichzeitig vorhandenes Lipödem ist gesondert zu kodieren (E88.2-). Über die I89 wird das Stadium des Ödems mit erfasst:

I89.-	Sonstige nichtinfektiöse Krankheiten der Lymphgefäße und Lymphknoten
I89.0	Lymphödem, anderenorts nicht klassifiziert (Inkl.: Lymphangiektasie)
I89.00	Lymphödem der oberen und unteren Extremität(en), Stadium I
I89.01	Lymphödem der oberen und unteren Extremität(en), Stadium II
I89.02	Lymphödem der oberen und unteren Extremität(en), Stadium III
I89.03	Lymphödem, sonstige Lokalisation, Stadium I (Kopf, Hals, Thoraxwand, Genitialbereich)
I89.04	Lymphödem, sonstige Lokalisation, Stadium II (Kopf, Hals, Thoraxwand, Genitialbereich)
I89.05	Lymphödem, sonstige Lokalisation, Stadium III (Kopf, Hals, Thoraxwand, Genitialbereich)
I89.08	Sonstiges Lymphödem, anderenorts nicht klassifiziert inkl.: Latenzstadium des Lymphödems
I89.09	Lymphödem, nicht näher bezeichnet

Ebenso können folgende sonstige spezifische Erkrankungen der Lymphgefäße über die I89 verschlüsselt werden.

I89.1	Lymphangitis (chronisch/subakut/o. n. A.)
I89.8	Sonstige näher bezeichnete nichtinfektiöse Krankheiten der Lymphgefäße und Lymphknoten (Inkl.: Chylozele (nicht durch Filarien)/Lipomelanotische Retikulose)

I89.9 Nichtinfektiöse Krankheit der Lymphgefäße und Lymphknoten, n. n. b.
(Inkl.: Krankheit der Lymphgefäße o. n. A.)

Ein Lymphödem in der Folge einer Mastektomie oder anderer medizinischer Maßnahmen erfasst man über die nachfolgenden Schlüssel – daher haben die Schlüssel für die „anderen medizinischen Maßnahmen" die Mastektomie mit axillärer Lymphadenektomie jeweils als Exclusivum:

I97.2 Lymphödem nach Masektomie (Inkl.: Verschluss der Lymphgefäße druch Masektomie

I97.20 Lymphödem nach (partieller) Masektomie (mit Lymphadenektomie), Stadium I

I97.21 Lymphödem nach (partieller) Masektomie (mit Lymphadenektomie), Stadium II

I97.22 Lymphödem nach (partieller) Masektomie (mit Lymphadenektomie), Stadium III

I97.29 Lymphödem nach (partieller) Masektomie, nicht näher bezeichnet

I97.8- Sonstige Kreislaufkomplikationen nach medizinischen Maßnahmen, anderorts nicht klassifiziert

I97.80 Lymphödem nach medizinischen Maßnahmen am zervikalen Lymphabflussgebiet, alle Stadien

I97.81 Lymphödem nach medizinischen Maßnahmen am axillären Lymphabflussgebiet, Stadium I

I97.82 Lymphödem nach medizinischen Maßnahmen am axillären Lymphabflussgebiet, Stadium II

I97.83 Lymphödem nach medizinischen Maßnahmen am axillären Lymphabflussgebiet, Stadium III

I97.84 Lymphödem nach medizinischen Maßnahmen am inguinalen Lymphabflussgebiet, Stadium I

I97.85 Lymphödem nach medizinischen Maßnahmen am inguinalen Lymphabflussgebiet, Stadium II

I97.86 Lymphödem nach medizinischen Maßnahmen am inguinalen Lymphabflussgebiet, Stadium III

I97.87 Lymphödem nach medizinischen Maßnahmen am Urogenitalsystem, alle Stadien

I97.88 Lymphödem nach medizinischen Maßnahmen, sonstige Lokalisation, alle Stadien

I97.89 Sonstige Kreislaufkomplikationen nach medizinischen Maßnahmen, anderenorts nicht klassifiziert

Cave!

Während die subakute/chronische Lymphangitis über die I89.1 verschlüsselt wird, kommt für die akute Lymphangitis die L03 zur Anwendung. Da eine akute Lymphangitis zumeist mit einer Phlegmone einhergeht und umgekehrt eine Phlegmone immer mit einer akuten Lypmphangitis, wird hier der gleiche Schlüssel benutzt:

L03.- Phlegmone

L03.0- Phlegmone an Fingern und Zehen
Inkl.: Infektion des Nagels/Onychie/Paronychie/Perionychie)

L03.01 Phlegmone an Fingern

L03.02 Phlegmone an Zehen

L03.1- Phlegmone an sonstigen Teilen der Extremitäten

L03.10 Phlegmone an der oberen Extremität
(Inkl.: Achselhöhle/Hand o. n. A./Handgelenk/Oberarm/Schulter/Unterarm; Exkl.: Finger (L03.01))

L03.11 Phlegmone an der unteren Extremität
(Inkl.: Fuß o. n. A./Hüfte/Knöchelregion/Oberschenkel/Unterschenkel; Exkl.: Zehe (L03.02))

L03.2 Phlegmone im Gesicht

L03.3 Phlegmone am Rumpf
(Inkl.: Bauchdecke/Brustwand/Damm/Leistenbeuge/Nabel/Rücken [jeder Teil]; Exkl.: Omphalitis beim Neugeborenen (P38))

L03.8 Phlegmone an sonstigen Lokalisationen
(Inkl.: Behaarte Kopfhaut/Kopf [jeder Teil, ausgenommen Gesicht])

L03.9 Phlegmone, nicht näher bezeichnet

Aus ähnlichem Grund verschlüsselt man die Lymphangitis der Mamma in Zusammenhang mit der Gestation (Schwangerschaft/Wochenbett) über die:

O91.2- Nichteitrige Mastitis im Zusammenhang mit der Gestation (Inkl.: Lymphangitis der Mamma bzw. Mastitis (interstitiell/parenchymatös/o. n. A.) schwangerschaftsbedingt oder im Wochenbett)

Ansonsten werden infektiöse Erkrankungen der Lymphgefäße über die entsprechenden Schlüssel der Infektionserkrankungen selbst angegeben (A00–B99).

5 Entzündliche Gefäßerkrankungen/ Vaskulitiden

Entzündliche Gefäßerkrankungen sind ein komplexes Feld. Formal trennt man in primäre, sekundäre und sonstige Vaskulitiden.

Die primären Vaskulitiden werden gemäß der Nomenklatur der Chapel Hill Consensus Conference nach der Größe der Gefäße (klein, mittel, groß) und bei den kleinen Gefäßen bezüglich der Assoziation an ANCA (anti-neutrophiler cytoplasmatischer Antikörper) klassifiziert (Jennette JC et al. Arthritis Rheum 1994).

Die sekundären Vaskulitiden folgen einer Grunderkrankung (Autoimmunerkrankung, bestimmte Infekte). Das, was dann noch übrig bleibt, sind die sonstigen Vaskulitiden (die Endangiitis obliterans, das Behçet-Syndrom und die isolierte Vaskulitis des ZNS).

Im Folgenden soll auf die Schlüssel der primären und der sonstigen Vaskulitiden eingegangen werden.

5.1 Wegener'sche Granulomatose

Die Wegener'sche Granulomatose ist eine ANCA-assoziierte Vaskulitis der kleinen Gefäße. Sie kennzeichnet der Befall der Atemwege von der Nase bis zur Lunge. Pathologisch imponieren nekrotisierende Granulome, daher die Bezeichnung. Der Schlüssel lautet:

M31.3   Wegener-Granulomatose
(Inkl: Nekrotisierende Granulomatose der Atemwege)

Ein systemischer Befall an anderer Stelle kann angezeigt werden, indem die folgenden *-Kodes der M31.3 (die dann als †-Kode fungiert) zugeordnet werden: Lungenbeteiligung (J99.1*), Nierenbeteiligung (N08.5*)

5.2 Churg-Strauss Syndrom

Auch das Churg-Strauss Syndrom gehört zu den ANCA-assoziierten Vaskulitiden der kleinen Gefäße. Sie ist durch die Infiltration mit eosinophilen Granulozyten gekennzeichnet. Es existieren als Synonyme: allergische granulomatöse Angiitis und granulomatöse small-vessel Vaskulitis. Der Schlüssel ist die:

M30.1 Panarteriitis mit Lungenbeteiligung
(Inkl.: Allergische Granulomatose [Churg-Strauss-Granulomatose])

5.3 Mikroskopische Polyangiitis

Sie ist die dritte der ANCA-assoziierten Vaskulitiden der kleinen Gefäße. Die Bezeichnung mikroskopische Polyangiitis ist etwas korrekter als die Bezeichnung mikroskopische Polyarteriitis. Der Schlüssel führt beide Bezeichnungen auf und gibt im Exklusivum auch den Hinweis auf die nötige Trennung zur Polyarteriitis nodosa:

M31.7 Mikroskopische Polyangiitis
(Inkl.: Mikroskopische Polyarteriitis; Exkl.: Polyarteriitis nodosa (M30.0))

5.4 Kryoglobulinämische Vaskulitis

Die kryoglobulinämische Vaskulitis ist eine sekundäre, nicht ANCA-assoziierte Vaskulitis der kleinen Gefäße – meist im Rahmen anderer Erkrankungen (Infekte, maligne Erkrankungen). Diese Erkrankungen sind mit dem Auftreten von Kryoglobulinen (Antikörper (Immunglobuline), die bei Kälte unlöslich werden und bei Wärme wieder in Lösung gehen) vergesellschaftet. Folglich ist der Schlüssel die:

D89.1 Kryoglobulinämie

5.5   Schoenlein-Henoch Purpura

Das Synonym dieser Erkrankung ist Purpura anaphylactoides bzw. allergische Vaskulitis. Auch sie ist eine nicht ANCA-assoziierte Vaskulitis der kleinen Gefäße. Ihr Schlüssel ist die:

D69.0   Purpura anaphylactoides

5.6   Kutane leukozytoklastische Angiitis

Sie ist die letzte der drei nicht ANCA-assoziierte Vaskulitiden. Als einzige dieser Gruppe wird sie über die M31 (sonstige nekrotisierende Vaskulopathien) verschlüsselt:

M31.8   Sonstige näher bezeichnete nekrotisierende Vaskulopathien

Dieser Schlüssel bezeichnet übrigens auch die hypokomplementämische (urtikarielle) Vaskulitis.

5.7   Panarteriitis nodosa

Die Panarteriitis nodosa wird auch als klassische Polyarteriitis nodosa bezeichnet. Sie ist eine Vaskulitis der mittelgroßen Gefäße. Kann man sie eindeutig als Panarteriitis nodosa ansprechen, verwendet man die:

M30.0   Panarteriitis nodosa

In weniger eindeutigen Fällen bzw. bei Overlap-Fällen benutzt man die:

M30.8   Sonstige mit Panarteriitis nodosa verwandte Zustände (Inkl.: Polyangiitis-Overlap-Syndrom)

5.8   Kawasaki-Syndrom

Auch das Kawasaki-Syndrom ist eine Vaskulitis der mittelgroßen Gefäße und gehört in der ICD-10 Klassifikation in die M30

(Panarteriitis nodosa und verwandte Zustände). Seinen Hauptsymptomen folgend bezeichnet man es auch als mukokutanes Lymphknotensyndrom. Es wird verschlüsselt über:

M30.3   Mukokutanes Lymphknotensyndrom [Kawasaki-Krankheit]

5.9   Riesenzellarteriitis

Mit der Riesenzellarteriitis sind wir bei den Vaskulitiden der großen Gefäße angekommen. Je nach überwiegendem Aspekt dieser Erkrankung trennt der Schlüssel aus der M31 (sonstige nekrotisierende Vaskulopathien) in:

M31.5   Riesenzellarteriitis bei Polymyalgia rheumatica
M31.6   Sonstige Riesenzellarteriitis

5.10   Takayasu Arteriitis

Die Takayasu Arteriitis – ebenfalls eine Vaskulitis der großen Gefäße – befällt den Aortenbogen vorwiegend junger Frauen. Sie hat den Schlüssel:

M31.4   Aortenbogen-Syndrom [Takayasu-Syndrom]

5.11   Thrombangiitis obliterans

Diese „sonstige" Vaskulitis hat die Synonyme Endangiitis obliterans, Morbus Winiwarter-Buerger oder Winiwarter-Buerger-Syndrom. Junge, männliche Raucher unter 40 Jahren stellen 75% der Patienten. Der Schlüssel findet sich bei den Kreislauferkrankungen unter der:

I73.1   Thrombangiitis obliterans [Endangiitis von-Winiwarter-Buerger]

5.12   Morbus Behçet

Im Gegensatz zur Thrombangiitis findet sich der Morbus Behçet in der M35 (Sonstige Krankheiten mit Systembeteiligung des Bindegewebes) und zwar unter der:
M35.2   Behçet-Krankheit

5.13   Verbliebene Schlüssel

Sowohl die M30, als auch die M31 führen noch weitere Schlüssel auf, die zur tieferen Differenzierung außerhalb der bereits erwähnten Erkrankungen dienen. Das sind im Einzelnen:
M30.2   Juvenile Panarteriitis
M31.0   Hypersensitivitätsangiitis
        (Inkl.: Goodpasture-Syndrom)
M31.1   Thrombotische Mikroangiopathie
        (Inkl.: Thrombotische thrombozytopenische Purpura [Moschkowitz])
M31.2   Letales Mittelliniengranulom
M31.8   Sonstige näher bezeichnete nekrotisierende Vaskulopathien
        (Inkl.: Hypokomplementämische (urtikarielle) Vaskulitis)
M31.9   Nekrotisierende Vaskulopathie, nicht näher bezeichnet

6   Ulcus cruris und diabetischer Fuß

6.1   Ulcus cruris

Bei der Verschlüsselung von Ulcera cruris kommt es ganz wesentlich darauf an, auf welcher Grundlage (arteriell, venös, etc.) sie entstanden sind. Das heißt im Einzelnen:

Für Ulcera in Zusammenhang mit Venenleiden gibt es mehrere Möglichkeiten:
Steht das Ulcus in Zusammenhang mit einer Varikosis wählt man einen der beiden folgenden Schlüssel, wobei der Schlüssel noch einmal bezüglich einer Begleitentzündung trennt. Diese beiden Schlüssel sind gemäß Inklusiva/Exklusiva der möglichen Schlüssel die einzigen, über die ein Ulcus cruris venosum verschlüsselt wird:

I83.0   Varizen der unteren Extremitäten mit Ulzeration
         (Inkl.: jeder Zustand unter I83.9 mit Ulzeration oder als ulzeriert bezeichnet/Ulcus varicosum (untere Extremität, jeder Abschnitt))

I83.2   Varizen der unteren Extremitäten mit Ulzeration und Entzündung
         (Inkl.: jeder Zustand unter I83.9 mit Ulzeration und Entzündung)

In der Folge eines postthrombotischen Syndroms ist der Schlüssel:

I87.01   Postthrombotisches Syndrom mit Ulzeration
         (Inkl.: Postphlebitisches Syndrom mit Ulzeration)

Im Zusammenhang mit einer peripheren chronischen venösen Insuffizienz ist der Schlüssel:

I87.01   Postthrombotisches Syndrom mit Ulzeration
         (Inkl.: Postphlebitisches Syndrom mit Ulzeration)

Handelt es sich um ein arterielles Ulkus auf Basis einer pAVK, lautet der Schlüssel:

I70.24   Atherosklerose der Extremitätenarterien, Becken-Bein-Typ, mit Ulzeration (Stadium IV nach Fontaine mit Ulzeration, Gewebedefekt begrenzt auf Haut [Kutis] und Unterhaut [Subkutis])

Dekubitalgeschwüre und Druckzonen an Bein oder Fuß – einschließlich der Komplikation nach Gips (Cave: kein T80er-Schlüssel!) – verschlüsselt man über die L89. Auch die neuropathischen Ulzera sind solche Druckzonen und fallen folglich unter diesen Schlüssel (nicht durch „Dekubitus" irritieren lassen):

L89.0-   Dekubitus 1. Grades (Druckzone mit nicht wegdrückbarer Rötung bei intakter Haut)

L89.1-   Dekubitus 2. Grades (Dekubitus [Druckgeschwür] mit: Abschürfung/Blase/Teilverlust der Haut mit Einbeziehung von Epidermis und/oder Dermis; Inkl.: Hautverlust o. n. A.)

L89.2-   Dekubitus 3. Grades (Dekubitus [Druckgeschwür] mit Verlust aller Hautschichten mit Schädigung oder Nekrose des subkutanen Gewebes, die bis auf die darunterliegende Faszie reichen kann)

L89.3-   Dekubitus 4. Grades (Dekubitus [Druckgeschwür] mit Nekrose von Muskeln, Knochen oder stützenden Strukturen (z. B. Sehnen oder Gelenkkapseln))

L89.9-   Dekubitus, Grad nicht näher bezeichnet (Inkl.: Dekubitus [Druckgeschwür] ohne Angabe eines Grades)

Dekubitalgeschwüre an anderen Stellen des Körpers (z. B. Sakralbereich) verschlüsseln ebenfalls über die L89. Innerhalb der L89 wird einheitlich über alle Grade die Lokalisation des Ulkus über die fünfte Stelle (den Bindestrich in der obigen Liste der Gradeinteilung) wie folgt angegeben (Grad nun als Bindestrich):

L89.-0   Kopf

L89.-1   Obere Extremität

L89.-2   Dornfortsätze

L89.-3   Beckenkamm/Spina iliaca

L89.-4   Kreuzbein/Steißbein

L89.-5   Sitzbein

L89.-6   Trochanter

L89.-7 Ferse
L89.-8 Sonstige Lokalisationen der unteren Extremität
L89.-9 Sonstige und nicht näher bezeichnete Lokalisationen

Ulzera auf Basis einer Infektion der Haut verschlüsselt man über die L00–L08, bzw. über die jeweiligen Schlüssel der Infektionserkrankung selbst (A00–B99).

Nur, wenn man bezüglich der Entstehung überhaupt keine Informationen hat, sollte man auf den folgenden, unspezifischen Schlüssel ausweichen:
L97 Ulcus cruris, anderenorts nicht klassifiziert

Folgerichtig hat dieser Schlüssel nicht nur keine CC-Relevanz, sondern auch eine Menge Exklusiva, die Sie nun (s. o.) wiedererkennen: Dekubitalgeschwür und Druckzone (L89.-), Gangrän (R02), Hautinfektionen (L00–L08), Spezifische Infektionen, die unter A00–B99 klassifiziert sind, Ulcus cruris arteriosum (I70.23), Ulcus cruris varicosum (I83.0 , I83.2)

6.2 Diabetischer Fuß

Ein diabetischer Fuß ist immer Folge mehr als einer Komplikation des Diabetes mellitus und meist eine variable Mischung aus Neuro-, Makro- und Mikroangiopathie. Deshalb wir an 4. und 5. Stelle des jeweils passenden Diabetes-Schlüssels (E10–E14) angegeben:
.74 Diabetes mellitus mit multiplen Komplikationen, mit diabetischem Fußsyndrom, nicht als entgleist bezeichnet
.75 Diabetes mellitus mit multiplen Komplikationen, mit diabetischem Fußsyndrom, als entgleist bezeichnet.

In der Folge dieser Mischätiologie ist eine Vielzahl von Begleiterkrankungen bzw. Teilaspekten des diabetischen Fuß zusätzlich verschlüsselbar. Dazu gehören verschiedene Infektionen, Ulzerationen, periphere vaskuläre Erkrankungen, periphere Neuropathien, Deformitäten und frühere Amputationen.

Eine umfangreiche Liste dieser Begleiterkrankungen findet sich in der Richtlinie 0401 der DKR2016 am Ende des Abschnitts. Diese Zusammenstellung in den DKR ist äußerst hilfreich, so dass wir Ihnen die Lektüre ans Herz legen. Ansonsten verweisen wir für die pAVK und die Ulcera cruris auf die vorherigen Kapitel, für den Diabetes als Begleiterkrankung auf das entsprechende Kapitel im Folgenden dieses Buches.

Die korrekte ätiologische Trennung, ob es sich um ein Ulcus bei pAVK mit begleitendem Diabetes oder um einen diabetischen Fuß mit sekundärer pAVK handelt, ist dabei von großer Relevanz. Danach richtet sich nämlich z. B. die Hauptdiagnose des Falles (SEG4-47; SEG4-56; FoKA E-006). Neben dem diabetischen Fußsyndrom z. B. als Hauptdiagnose können auch weitere begleitende Komplikationen des Diabets (z. B. eine Osteitis – dann entsprechend dem histologischen Befund mit Angabe des Erregers) kodiert werden, falls die Voraussetzungen für die Kodierung als Nebendiagnose gegeben sind (SEG4-261 & 494).

7   Angiologische Notfälle

Kardiovaskuläre Notfälle nehmen in der Notfallmedizin schon aufgrund der Häufigkeit einen hohen Stellenwert ein. Dabei zwischen kardialen und vaskulären Notfällen zu trennen, macht nur begrenzt Sinn.

7.1   Dissektion von Arterien

Grundsätzlich können bei entsprechenden Gegebenheiten alle Arterien dissezieren. Man spricht auch von dissezierenden Aneurysmata. Die resultierende Perfusionseinschränkung und die Gefahr der Ruptur machen dies so gefährlich.

7.1.1   Dissektion zerebraler Arterien

Die Dissektion wird bei zerebralen Arterien mit den Aneurysmata über die I67 (sonstige zerebrovaskuläre Krankheiten) verschlüsselt:

I67.0   Dissektion zerebraler Arterien

Der Hinweis zur I67.0 lautet: „Soll das Vorliegen einer Hirnblutung angegeben werden, ist zunächst eine Schlüsselnummer aus I60–I62 zu verwenden."

7.1.2   Aortendissektion

Auch für die Aorta gehen Dissektion und klassisches Aneurysma in die gleiche Gruppe I71 (Aortenaneurysma und -dissektion). Grundsätzlich trennt der Schlüssel zum einen nach der Lokalisation bzw. dem betroffen Aortenabschnitt und zum anderen bezüglich des Status „Ruptur". Dabei bleiben für die Verschlüsselung alle medizinischen Klassifikationen bzw. Graduierungen (DeBakey; Stanford; ESC2001) unberücksichtigt, weswegen hier nicht darauf eingegangen werden soll. Im Einzelnen verschlüsselt man über:

I71.-   Aortenaneurysma und -dissektion

I71.0- Dissektion der Aorta (Aneurysma dissecans der Aorta)

I71.00 Dissektion der Aorta nicht näher bezeichneter Lokalisation, ohne Angabe einer Ruptur

I71.01 Dissektion der Aorta thoracica, ohne Angabe einer Ruptur

I71.02 Dissektion der Aorta abdominalis, ohne Angabe einer Ruptur

I71.03 Dissektion der Aorta, thorakoabdominal, ohne Angabe einer Ruptur

I71.04 Dissektion der Aorta nicht näher bezeichneter Lokalisation, rupturiert

I71.05 Dissektion der Aorta thoracica, rupturiert

I71.06 Dissektion der Aorta abdominalis, rupturiert

I71.07 Dissektion der Aorta, thorakoabdominal, rupturiert

7.1.3 Dissektion sonstiger Arterien

Die noch verbleibenden Arterien werden in der I72 (sonstiges Aneurysma und sonstige Dissektion) zusammengefasst. Ausgenommen sind wie üblich die angeborenen Zustände – z. B. die angeborene Dissektion präzerebraler Arterien (Q28.18). Im Einzelnen gibt es folgende Schlüssel:

I72.0 Aneurysma und Dissektion der A. carotis

I72.1 Aneurysma und Dissektion einer Arterie der oberen Extremität

I72.2 Aneurysma und Dissektion der Nierenarterie

I72.3 Aneurysma und Dissektion der A. iliaca

I72.4 Aneurysma und Dissektion einer Arterie der unteren Extremität

I72.5 Aneurysma und Dissektion sonstiger präzerebraler Arterien (Inkl.: Aneurysma und Dissektion von A. basilaris/A. vertebralis; Exkl.: Aneurysma und Dissektion der A. carotis (I72.0))

I72.6 Aneurysma und Dissektion der A. vertebralis

I72.8 Aneurysma und Dissektion sonstiger näher bezeichneter Arterien

I72.9 Aneurysma und Dissektion nicht näher bezeichneter Lokalisation

7.2 Arterielle Embolie

Arterielle Embolien können grundsätzlich in jede Arterie erfolgen. Dabei gibt es entweder eine zentrale Quelle (z. B. das Herz bei Vorhofflimmern) oder die Embolie kommt aus dem unmittelbar vorgeschalteten Gefäßbett im Sinne einer arterio-arteriellen Embolie. Zentrale Embolienequellen streuen in der Mehrzahl der Fälle in die supraaortalen Gefäße.

7.2.1 Arterielle Embolie hirnversorgender Gefäße

Der korrekte Schlüssel für die Embolie eines hirnversorgenden Gefäßes richtet sich danach, ob ein Hirninfarkt eingetreten ist (dann verschlüsselt man über das Ergebnis: I63 Hirninfarkt) oder eben nicht (I65 Verschluss und Stenose präzerebraler Arterien ohne resultierenden Hirninfarkt). Ähnliches gilt übrigens auch für die Hirnarterien selbst (I63 vs. I66), aber dies gehört in die Neurologie.

Für die I63 kann es schwierig sein, die geforderte Unterscheidung in „Embolie" oder „Thrombose" zu treffen. Umgekehrt führt die I65 Embolie bzw. Thrombose zwar nicht in der Bezeichnung, dafür aber im Inklusivum. Somit ergibt sich zusammenfassend:

I63.- Hirninfarkt
(Inkl.: Verschluss und Stenose zerebraler und präzerebraler Arterien mit resultierendem Hirninfarkt; Exkl.: Folgen eines Hirninfarktes (I69.3))

I63.0 Hirninfarkt durch Thrombose präzerebraler Arterien (A. basilaris, A. carotis und A. vertebralis)

I63.1 Hirninfarkt durch Embolie präzerebraler Arterien (A. basilaris, A. carotis und A. vertebralis)

I63.2 Hirninfarkt durch nicht näher bezeichneten Verschluss oder Stenose präzerebraler Arterien (A. basilaris, A. carotis und A. vertebralis)

Die übrigen Schlüssel der I63 beziehen sich auf hirneigene Arterien, sind also nicht mehr im Fachgebiet der Angiologie angesiedelt.

I65.- Verschluss und Stenose präzerebraler Arterien ohne resultierenden Hirninfarkt
(Inkl.: Embolie/Obstruktion (komplett) (partiell)/ Stenose/Thrombose der A. basilaris, A. carotis oder A. vertebralis, ohne resultierenden Hirninfarkt; Exkl.: Als Ursache eines Hirninfarktes (I63.-))

I65.0 Verschluss und Stenose der A. vertebralis
I65.1 Verschluss und Stenose der A. basilaris
I65.2 Verschluss und Stenose der A. carotis
I65.3 Verschluss und Stenose mehrerer und beidseitiger präzerebraler Arterien
I65.8 Verschluss und Stenose sonstiger präzerebraler Arterien
I65.9 Verschluss und Stenose einer nicht näher bezeichneten präzerebralen Arterie

7.2.2 Arterielle Embolie viszeraler Gefäße

Für die akuten Verschlüsse der Gefäße des Darms egal welcher Ursache (Embolie, Infarkt, Thrombose) gibt es nur einen Schlüssel, der nicht einmal zwischen Arterien und Venen unterscheidet:
K55.0 akute Gefäßkrankheit des Darmes

Für die Niere wird analog zum Gehirn über das Ergebnis und analog zum Darm unabhängig von der Ursache verschlüsselt:
N28.0 Ischämie und Infarkt der Niere
(Inkl.: Embolie/Obstruktion/Thrombose bzw. Verschluss der Nierenarterie; Niereninfarkt)

... und auch für die Milz gibt es nur einen Schlüssel:
D73.5 Infarzierung der Milz

7.2.3 Arterielle Embolie von Extremitätenarterien

Die Embolien der Extremitätenarterien verschlüsseln über die I74 (Arterielle Embolie und Thrombose). Diese fasst sowohl den Infarkt bzw. den Verschluss jeweils embolisch bzw. thrombotisch zusammen und unterscheidet nur nach der Lokalisation:

I74.0 Embolie und Thrombose der Aorta abdominalis (Inkl.: Aortenbifurkations-Syndrom [Leriche-Syndrom])

I74.1 Embolie und Thrombose sonstiger und nicht näher bezeichneter Abschnitte der Aorta

I74.2 Embolie und Thrombose der Arterien der oberen Extremitäten

I74.3 Embolie und Thrombose der Arterien der unteren Extremitäten

I74.4 Embolie und Thrombose der Extremitätenarterien, n. n. b. (Inkl.: Periphere arterielle Embolie)

I74.5 Embolie und Thrombose der A. iliaca

I74.8 Embolie und Thrombose sonstiger Arterien

I74.9 Embolie und Thrombose nicht näher bezeichneter Arterie

7.2.4 Arterielle Embolie in Schwangerschaft und Wochenbett

Wie schon bei den Venenleiden (s. Kapitel 3.1 „Phlebothrombose und postthrombotisches Syndrom" und 3.2 „Thrombophlebitis") haben wir auch für arterielle Embolien und Thrombosen eigene Schlüssel, falls diese als Komplikation auftreten bei

- Abort, Extrauteringravidität oder Molenschwangerschaft (O00–O07, O08.2)
- im Rahmen von Schwangerschaft, Geburt oder Wochenbett (O88.-).

7.3 Lungenembolie

Landläufig meint man mit der Lungenembolie die Lungearterienembolie. Diese wird über die I26 (Lungenembolie) verschlüsselt und beinhaltet dabei gleichzeitig auch die postoperative Lungenembolie, den Lungeninfarkt und die Thromboembolie bzw. Thrombose von Pulmonalarterien und auch -venen. Erneut davon ausgenommen sind Lungenembolien, falls diese als Komplikation auftreten bei

- Abort, Extrauteringravidität oder Molenschwangerschaft (O00–O07, O08.2)
- im Rahmen von Schwangerschaft, Geburt oder Wochenbett (O88.-)

Die I26 trennt dabei indirekt nach dem Schweregrad der Lungenembolie, indem sie nach dem Vorliegen eines akuten Cor pulmonale fragt:

I26.0 Lungenembolie mit Angabe eines akuten Cor pulmonale (Inkl.: Akutes Cor pulmonale o. n. A.; Fulminante Lungenembolie; Massive Lungenembolie)

I26.9 Lungenembolie ohne Angabe eines akuten Cor pulmonale (Inkl.: Lungenembolie o. n. A.; Nichtmassive Lungenembolie)

Sollte sich im weiteren (chronischen) Verlauf daraus eine pulmonale Hypertonie entwickeln, so verschlüsselt man:

I27.20 Pulmonale Hypertonie bei chronischer Thromboembolie

8 Begleiterkrankungen

8.1 Multiresistente Erreger

Aufgrund der Ko-Morbiditäten und der Vielzahl chronischer Wunden sind multiresistente Erreger ein wachsendes Problem auch und vor allem in der Angiologie. Bei der Verschlüsselung unterscheidet man grundsätzlich zwei Konstellationen:

1. Asymptomatischer Befall (= Keimträger) mit einem multiresistenten Keim

2. Infekt mit einem multiresistenten Keim

Der Grundsatz der Verschlüsselung ist in beiden Fällen gleich. Es gilt die Regel D012 der DKR2016 im Sinne der „Mehrfachkodierung" bzw. „Doppelklassifizierung". Das soll heißen, dass ein Primärschlüssel (technisch: †-Kode) entsprechend Konstellation 1 oder 2 angegeben wird und diesem ein oder mehrere Sekundärschlüssel (hier technisch: !-Kode) angehangen werden.

Primärschlüssel bei Konstellation 1 (asymptomatischer Befall) könnten sein:

Z22.-   Keimträger von Infektionskrankheiten
        (Inkl.: Verdachtsfälle)

Z22.0   Keimträger von Typhus abdominalis

Z22.1   Keimträger anderer infektiöser Darmkrankheiten

Z22.2   Keimträger der Diphtherie

Z22.3   Keimträger anderer näher bezeichneter bakterieller Krankheiten
        (Inkl.: Keimträger bakterieller Krankheit durch: Meningokokken/Staphylokokken/Streptokokken)

Z22.4   Keimträger von Infektionskrankheiten, die vorwiegend durch Geschlechtsverkehr übertragen werden (Inkl.: Keimträger von: Gonorrhoe/Syphilis)

Z22.5   Keimträger der Virushepatitis
        (Inkl.: Keimträger von Hepatitis-B-Oberflächen-Antigen [HBsAg])

Z22.6   Keimträger von humaner T-Zell-lymphotroper Viruskrank-
         heit, Typ I [HTLV-1]
Z22.8   Keimträger sonstiger Infektionskrankheiten
Z22.9   Keimträger von Infektionskrankheit, nicht näher bezeichnet

Primärschlüssel bei Konstellation 2 (Infekt) sind die jeweiligen
Schlüssel der Infektionskrankheit selbst (A00–B99).

In der Konsequenz bedeutet das aber, dass z. B. bei Nachweis
eine MRSA in einem Ulkus bei pAVK in Konstellation 1 (asympto-
matisch) die Z22 als Primärkode benutzt wird (rein semantisch
ist weder der MRSA die Manifestation der pAVK, noch die pAVK
die Ätiologie des MRSA) und in Konstellation 2 (Infekt) der Infekt
selbst (z. B. L03 Phlegmone) – also **nie** die pAVK!

Die Sekundärschlüssel zur Angabe der jeweiligen Resistenz
finden sich in der U80! (Grampositive Erreger mit bestimmten
Antibiotikaresistenzen, die besondere therapeutische oder hygienische Maßnahmen erfordern), U81! (Gramnegative Erreger mit
bestimmten Antibiotikaresitenzen, die besondere therapeutische
oder hygienische Maßnahmen erfordern), U82! (Mykobakterien
mit Resistenz gegen Antituberkulotika (Erstrangmedikamente)),
U83! (Candida mit Resistenz gegen Fluconazol oder Voriconazol),
U84! (Herpesviren mit Resistenz gegen Virustatika), U85! (Humanes Immundefizienz-Virus mit Resistenz gegen Virustatika oder
Proteinaseinhibitoren).

Sekundärschlüssel (erkennbar am Ausrufezeichen) MÜSSEN an
einen Primärschlüssel angehangen sein und können NIE allein
verschlüsselt werden. Die einzelnen Schlüssel lauten:
U80.00! Staphylococcus aureus mit Resistenz gegen Oxacillin
         oder Methicillin [MRSA]Staphylococcus aureus mit Re-
         sistenz gegen Oxacillin oder Methicillin und ggf. gegen
         Glykopeptid-Antibiotika,   Chinolone,   Streptogramine
         oder Oxazolidinone
U80.01! Staphylococcus aureus mit Resistenz gegen Glykopeptid-
         Antibiotika, Chinolone, Streptogramine oder Oxazolidino-
         ne und ohne Resistenz gegen Oxacillin oder Methicillin

U80.10! Streptococcus pneumoniae mit Resistenz gegen Penicillin oder OxacillinStreptococcus pneumoniae mit Resistenz gegen Penicillin oder Oxacillin und ggf. gegen Makrolid-Antibiotika, Oxazolidinone oder Streptogramine

U80.11! Streptococcus pneumoniae mit Resistenz gegen Makrolid-Antibiotika, Oxazolidinone oder Streptogramine und ohne Resistenz gegen Penicillin oder Oxacillin

U80.20! Enterococcus faecalis mit Resistenz gegen Glykopeptid-AntibiotikaEnterococcus faecalis mit Resistenz gegen Glykopeptid-Antibiotika und gegen Oxazolidinone oder StreptogramineEnterococcus faecalis mit Resistenz gegen Glykopeptid-Antibiotika und mit High-Level-Aminoglykosid-Resistenz

U80.21! Enterococcus faecalis mit Resistenz gegen Oxazolidinone oder mit High-Level-Aminoglykosid-Resistenz und ohne Resistenz gegen Glykopeptid-Antibiotika

U80.30! Enterococcus faecium mit Resistenz gegen Glykopeptid-AntibiotikaEnterococcus faecium mit Resistenz gegen Glykopeptid-Antibiotika und gegen Oxazolidinone oder Streptogramine. Enterococcus faecium mit Resistenz gegen Glykopeptid-Antibiotika und mit High-Level-Aminoglykosid-Resistenz

U80.31! Enterococcus faecium mit Resistenz gegen Oxazolidinone oder Streptogramine oder mit High-Level-Aminoglykosid-Resistenz und ohne Resistenz gegen Glykopeptid-Antibiotika

U80.4! Escherichia, Klebsiella und Proteus mit Resistenz gegen Chinolone, Carbapeneme, Amikacin, oder mit nachgewiesener Resistenz gegen alle Beta-Laktam-Antibiotika [ESBL-Resistenz]

U80.5! Enterobacter, Citrobacter und Serratia mit Resistenz gegen Carbapeneme, Chinolone oder Amikacin

U80.6! Pseudomonas aeruginosa und andere Nonfermenter mit Resistenz gegen Carbapeneme, Chinolone, Amikacin, Ceftazidim oder Piperacillin/Tazobactam (Exkl.: Burkholderia (U80.7); Stenotrophomonas (U80.7))

U80.7! Burkholderia und Stenotrophomonas mit Resistenz gegen Chinolone, Amikacin, Ceftazidim, Piperacillin/Tazobactam oder Cotrimoxazol

U80.8! Sonstige grampositive Bakterien mit Multiresistenz Antibiotika

U81! Bakterien mit Multiresistenz gegen Antibiotika (Hinw.: Es ist nur noch eine Sensitivität gegen nicht mehr als zwei Antibiotika-Substanzgruppen nachweisbar. Exkl.: Mykobakterien (U82.-))

U81.-! Gramnegative Erreger mit bestimmten Antibiotikaresistenzen, die besondere therapeutische oder hygienische Maßnahmen erfordern

U81.0-! Enterobakterien mit Multiresistenz 2MRGN NeoPäd
Hinw.: Die Kodes U81.0- sind nur bei Patienten bis zur Vollendung des 14. Lebensjahres anwendbar

U81.00! Escheria coli mit Multiresistenz 2MRGN NeoPäd

U81.01! Klebsiella pneumoniae mit Multiresistenz 2MRGN NeoPäd

U81.02! Klebsiella oxytoca mit Multiresistenz 2MRGN NeoPäd

U81.03! Sonstige Klebsiellen mit Multiresistenz 2MRGN NeoPäd

U81.04! Enterobacter-cloacae-Komplex mit Multiresistenz 2MRGN NeoPäd

U81.05! Citrobacter-freundii-Komplex mit Multiresistenz 2MRGN NeoPäd

U81.06! Serratia marcescens mit Multiresistenz 2MRGN NeoPäd

U81.07! Proteus mirabilis mit Multiresistenz 2MRGN NeoPäd

U81.08! Sonstige Enterobakterien mit Multiresistenz 2MRGN NeoPäd

U81.1-! Pseudomonas und Acinetobacter mit Multiresistenz 2MRGN NeoPäd
Hinw.: Die Kodes U81.1- sind nur bei Patienten bis zur Vollendung des 14. Lebensjahres anwendbar

U81.10! Pseudomonas aeruginosa mit Multiresistenz 2MRGN NeoPäd

U81.11! Acinebacter-baumannii-Gruppe mit Multiresistenz 2MRGN NeoPäd

U81.2-! Enterobakterien mit Multiresistenz 3MRGN

U81.20! Escherichia coli mit Multiresistenz 3MRGN

U81.21! Klebsiella pneumoniae mit Multiresistenz 3MRGN

U81.22! Klebsiella oxytoca mit Multiresistenz 3MRGN

U81.23! Sonstige Klebsiellen mit Multiresistenz 3MRGN

U81.24! Enterobacter-cloacae-Komplex mit Multiresistenz 3MRGN

U81.25! Citrobacter-freundii-Komplex mit Multiresistenz 3MRGN

U81.26! Serratia marcescens mit Multiresistenz 3MRGN

U81.27! Proteus mirabilis mit Multiresistenz 3MRGN

U81.28! Sonstige Enterobakterien mit Multiresistenz 3MRGN

U81.3-! Pseudomonas und Acinetobacter mit Multiresistenz 3MRGN

U81.30! Pseudomonas aeruginosa mit Multiresistenz 3MRGN

U81.31! Acinebacter-baumannii-Gruppe mit Multiresistenz 3MRGN

U81.4-! Enterobakterien mit Multiresistenz 4MRGN

U81.40! Escherichia coli mit Multiresistenz 4MRGN

U81.41! Klebsiella pneumoniae mit Multiresistenz 4MRGN

U81.42! Klebsiella oxytoca mit Multiresistenz 4MRGN

U81.43! Sonstige Klebsiellen mit Multiresistenz 4MRGN

U81.44! Enterobacter-cloacae-Komplex mit Multresistenz 4MRGN

U81.45! Citrobacter-freundii-Komplex mit Multiresistenz 4MRGN

U81.46! Serratie marcescens mit Multiresistenz 4MRGN

U81.47! Proteus mirabilis mit Multiresistenz 4MRGN

U81.48! Sonstige Enterobakterien mit Multiresistenz 4MRGN

U81.5-! Pseudomonas und Acinetobacter mit Multiresistenz 4MRGN

U81.50! Pseudomonas aeruginosa mit Multiresistenz 4MRGN

U81.51! Acinetobacter-baumannii-Gruppe mit Multiresistenz 4MRGN

U81.6! Burkholderia, Stenotrophomonas und andere Nonfermenter mit Resistenz gegen Chinolone, Amikacin, Ceftazidim, Piperacillin/Tazobactam oder Cotrimoxazol

U81.8! Sonstige gramnegative Bakterien mit Multiresistenz gegen Antibiotika
Hinw.: Es ist nur noch eine Sensitivität gegen nicht mehr als zwei der Antibiotika-Substanzgruppen nachweisbar, gegen die die Erreger typischerweise empfindlich sind.

U.82.-! Mykobakterien mit Resistenz gegen Antituberkulotika (Erstrangmedikamente)

U.82.0! Mycobacterium tuberculosis mit Resistenz gegen ein oder mehrere Erstrangmedikamente (Exkl.: Resistenz sowohl gegen Isoniazid als auch gegen Rifampicin sowie gegebenenfalls gegen weitere Erstrangmedikamente (U82.1))

U82.1! Multi-Drug Resistant Tuberculosis [MDR-TB]
Resitenz sowohl gegen Isoniazid als auch gegen Rifampicin sowie gegebenenfalls gegen weitere Erstrangmedikamente)

U82.2! Atypische Mykobakterien oder Nocardia mit Resistenz gegen ein oder mehrere Erstrangmedikamente

U83! Candida mit Resistenz gegen Fluconazol oder Voriconazol

U84! Herpesviren mit Resistenz gegen Virustatika

U85! Humanes Immundefizienz-Virus mit Resistenz gegen Virustatika oder Proteinaseinhibitoren
(Inkl.: HIV-1; HIV-2)

Sollte – besonders für die U80! – eine Isolation erfolgen, so ist – auch bereits bei Verdacht! – die Angabe von Z29.0 (prophylaktische Isolation – stationäre Aufnahme zur Abschirmung einer Person vor ihrer Umgebung oder zur Isolierung einer Person nach Kontakt mit Infektionskrankheiten) gerechtfertigt. Dies ist unabhängig von der Verschlüsselbarkeit des Komplex-Schlüssels (OPS) für Isolation.

Für die „Klassiker" VRE und MRSA einige Beispiele (SEG4-17; FoKA Z-001):

Kodierbeispiel für MRSA und VRE

Befund	Schlüssel	Bezeichnung
VRE-Träger	Z22.1	Keimträger anderer infektiöser Darmkrankheiten
	U80.2-! (bzw.)	Enterococcus faecalis mit Resistenz gegen Glykopeptid-Antibiotika, oder Oxazolidinone, oder mit High-Level-Aminoglykosid-Resistenz
	U80.3-!	Enterococcus faecium mit Resistenz gegen Glykopeptid-Antibiotika, Oxazolidinone, oder Streptogramine, oder mit High-Level-Aminoglykosid-Resistenz
	Z29.0	Isolierung als prophylaktische Maßnahme
pAVK mit Ulkus und MRSA ohne Infekt	I70.23	Atherosklerose der Extremitätenarterien, Becken-Bein-Typ, mit Ulzeration
	Z22.3	Keimträger anderer näher bezeichneter bakterieller Krankheiten
	U80.0-!	Staphylococcus aureus mit Resistenz gegen Oxacillin, Glykopeptid-Antibiotika, Chinolone, Streptogramine oder Oxazolidinone Staphylococcus aureus mit Resistenz gegen Methicillin
	Z29.0	Isolierung als prophylaktische Maßnahme
pAVK mit Ulkus und MRSA mit Infekt	I70.24	Atherosklerose der Extremitätenarterien, Becken-Bein-Typ, mit Ulzeration
	L03.11	Phlegmone an der unteren Extremität
	U80.0-!	Staphylococcus aureus mit Resistenz gegen Oxacillin, Glykopeptid-Antibiotika, Chinolone, Streptogramine oder Oxazolidinone Staphylococcus aureus mit Resistenz gegen Methicillin
	Z29.0	Isolierung als prophylaktische Maßnahme

8.2 Häufige Nebendiagnosen in der Angiologie

Dieser Abschnitt erhebt keinen Anspruch auf Vollständigkeit. Ebenso bewusst wird hier auch auf eine Kennzeichnung von schweregrad-erhöhenden Nebendiagnosen verzichtet, da einzig die korrekte Anwendung der DKR über den Gebrauch von Nebendiagnosen entscheiden soll und nicht deren ökonomischer Wert. MDK- und FoKA-Empfehlungen, die sich direkt auf die aufgelistete Nebendiagnose beziehen, werden jeweils zusätzlich aufgeführt.

8.2.1 Stoffwechselerkrankungen

Diabetes mellitus
Die Verschlüsselung des Diabetes mellitus ist komplex und Gegenstand der Kodierrichtlinie 0401 der DKR2016, der SEG4 Empfehlungen 7, 9, 35 und der FoKA E-002 und E-004. Man unterscheidet zunächst:

E10.-	Diabetes mellitus, Typ 1
E11.-	Diabetes mellitus, Typ 2
E12.-	Diabetes mellitus in Verbindung mit Fehl- oder Mangelernährung (Malnutrition)
E13.-	Sonstiger näher bezeichneter Diabetes mellitus
E14.-	Nicht näher bezeichneter Diabetes mellitus

... an der 4. Stelle kommt die Information zu den Komplikationen:

.0	Mit Koma
.1	Mit Ketoazidose
.2†	Mit Nierenkomplikationen
.3†	Mit Augenkomplikationen
.4†	Mit neurologischen Komplikationen
.5	Mit peripheren vaskulären Komplikationen
.6	Mit sonstigen näher bezeichneten Komplikationen
.7	Mit multiplen Komplikationen
.8	Mit nicht näher bezeichneten Komplikationen
.9	Ohne Komplikationen

... wobei bei den †-Schlüsseln auch eine Angabe der Manifestation (* oder !-Schlüssel) erwartet wird. An 5. Stelle kommt dann eine Subkategorisierung, die aber nicht auf alle 4. Stellen zutrifft:

0	Nicht als entgleist bezeichnet
1	Als entgleist bezeichnet
2	Mit sonstigen multiplen Komplikationen, nicht als entgleist bezeichnet
3	Mit sonstigen multiplen Komplikationen, als entgleist bezeichnet
4	Mit diabetischem Fußsyndrom, nicht als entgleist bezeichnet
5	Mit diabetischem Fußsyndrom, als entgleist bezeichnet

In bestimmten Konstellationen (z. B. der Aufnahme zur Intervention bei diabetisch bedingter Vaskulopathie im Sinne einer pAVK), wird sogar der Diabetes zur Hauptdiagnose.

Sonstige Stoffwechselerkrankungen

E05.9	Latente Hyperthyreose, n. n. b.
E03.9	Hypothyreose, n. n. b.
E89.0	Hypothyreose nach Strumektomie
E78.0	reine Hypercholesterinämie
E78.1	reine Hypertriglyzeridämie
E78.2	gemischte Hyperlipidämie
E78.3	gemischte Hypertriglyzeridämie
E79.0	Hyperurikämie ohne Gicht
M10.07	idiopathische Gicht des Fußes

8.2.2 Nierenerkrankungen

Hier beachte man bitte die SEG4 Empfehlung 8 und die FoKA N-002, N-005.

N17.01-19	Akutes Nierenversagen (ANV) mit Tubulusnekrose
N18.1–4	chron. Nierenkrankheit, Stadium I–IV
N18.5	terminale Niereninsuffizienz (Stadium V)
E11.20	Diabetes mellitus Typ II
+N08.3*	mit diabt. Nephropathie (stets +N18.*)

N30.0   Akute Zystitis
N39.0   Harnwegsinfekt

8.2.3 Infektionen

Neben den Infektionen der chronischen Wunden kommt es auch gehäuft zu anderen Infekten:

A49.9   Bakterielle Infektion, n. n. b.
N30.0   Akute Zystitis [FoKA N-005]
N39.0   Harnwegsinfekt [MDK 8, FoKA N-002]
J15.9   Bakterielle Pneumonie, n. n. b.
J18.0   Bronchopneumonie, n. n. b.
J18.2   Stauungspneumonie [MDK 21, FoKA J-002]
J18.9   Pneumonie, n. n. b.
T81.4   Infiziertes Hämatom postoperativ o. n. A.

8.2.4 Hypertonus

Der Hypertonus ist häufig nicht nur Nebendiagnose, sondern ätiologisch auch an den einzelnen angiologischen Krankheitsbildern beteiligt. In der Verschlüsselung gibt man an 5. Stelle stets den Status bezüglich hypertensiver Krise ein:

0   Ohne Angabe einer hypertensiven Krise
1   Mit Angabe einer hypertensiven Krise

Die einzelnen Schlüssel dazu sind:

I10.-   Essentielle (primäre) Hypertonie
I11.-   Hypertensive Herzkrankheit
I12.-   Hypertensive Nierenkrankheit
I13.-   Hypertensive Herz- und Nierenkrankheit
I15.-   Sekundäre Hypertonie

8.2.5 Herzerkrankungen

Die wichtigsten kardialen Begleiterkrankungen sind sicherlich die Manifestation der Atherosklerose an den Koronarien (koronare Herzkrankheit) mit oder ohne Infarkt und mit oder ohne resultierender Herzinsuffizienz.

I21.0   Akuter transmuraler Myokardinfarkt der Vorderwand
I21.1   Akuter transmuraler Myokardinfarkt der Hinterwand
I21.2   Akuter transmuraler Myokardinfarkt an sonstigen Lokalisationen
I21.3   Akuter transmuraler Myokardinfarkt an nicht näher bezeichneter Lokalisation
I21.4   Akuter subendokardialer Myokardinfarkt

I25.10   Atherosklerotische Herzkrankheit, ohne hämodynamisch wirksame Stenosen
I25.11   Atherosklerotische Herzkrankheit, Ein-Gefäß-Erkrankung
I25.12   Atherosklerotische Herzkrankheit, Zwei-Gefäß-Erkrankung
I25.13   Atherosklerotische Herzkrankheit, Drei-Gefäß-Erkrankung
I25.14   Atherosklerotische Herzkrankheit, Stenose des linken Hauptstammes
I25.15   Atherosklerotische Herzkrankheit, mit stenosierten Bypass-Gefäßen
I25.16   Atherosklerotische Herzkrankheit, mit stenosierten Stents
I25.3   Herz (Wand) Aneurysma
I25.5   Ischämische Kardiomyopathie
I25.6   Stumme Myokardischämie

I50.-   Herzinsuffizienz
I50.00   Primäre Rechtsherzinsuffizienz
I50.01   Sekundäre Rechtsherzinsuffizienz
I50.11   Linksherzinsuffizienz, Ohne Beschwerden
I50.12   Linksherzinsuffizienz, Mit Beschwerden bei stärkerer Belastung
I50.13   Linksherzinsuffizienz, Mit Beschwerden bei leichterer Belastung
I50.14   Linksherzinsuffizienz, Mit Beschwerden in Ruhe

8.2.6 Komplikationen

I72.3	Aneurysma (spurium) der A. iliaca
I72.4	Aneurysma (spurium) einer Arterie der unteren Extremität
T81.0	Blutung und Hämatom (z. B. nach Leistenpunktion)
T81.4	Infiziertes Hämatom postoperativ o. n. A.
D62	Akute Blutungsanämie [MDK 129]
D68.3-	+ Hämorrhagische Diathese durch Blutung Antikoagulanzien und Antikörper + Blutungsquelle zusätzlich mit angeben [MDK 23, FoKA Z-002]
Z88.8	anamnestisch bekannte Kontrastmittel-Allergie
T88.7	Nicht näher bezeichnete unerwünschte Nebenwirkung eines Arzneimittels oder einer Droge (ansonsten immer spezifisch die Auswirkungen kodieren)
Y57.9!	Komplikation durch Arzneimittel (immer mit Auswirkung verbinden)
Y84.9!	Komplikation durch medizinische Maßnahmen (immer mit Auswirkung verbinden)

8.2.7 Folgezustände nach Erkrankungen und Eingriffen

Kann man einen Folgezustand konkret benennen, sollte man dies tun und ihn mit dem entsprechenden !-Schlüssel versehen. Darüber hinaus gibt es auch vereinzelte, spezifische Schlüssel für die jeweiligen Organsysteme:

E89.-	Endokrinum
G97.-	Nervensystem
H59.-	Auge
H95.-	Ohr
I97.-	Kreislauf
J95.-	Atemwege
K91.-	Verdauungssystem
M96.-	Muskel-Skelett-System
N99.-	Urogenitalsystem)

9   Diagnostik

Wie eingangs erwähnt; steht die Angiologie bezüglich der Abrechnung im DRG-System wie fast keine andere Disziplin im Spannungsfeld von ambulanten und stationsersetzenden Maßnahmen. Die genaue Kenntnis der AOP-Kataloge (§ 115b SGB V) ist deshalb essentiell. Während im DRG-System vieles nicht mehr eigenständig abgerechnet werden KANN, da es bereits „eingepreist" ist, folgt die AOP-Abrechnung anderen Richtlinien. Dort werden zum Teil Prozeduren eigenständig abgerechnet, die im DRG nicht einmal mehr verschlüsselt werden können.

9.1   Nicht-invasive Diagnostik

Bei den folgenden Aufstellungen orientieren wir uns am DRG-Abrechnungssystem. Bitte beachten Sie dies in AOP-Fällen.

9.1.1   Nicht kodierbare (diagnostische) Prozeduren

Die komplette Liste normalerweise nicht kodierbarer Prozeduren findet man in der Richtlinie P014 der DKR. Hier ein Auszug:
- Verbände, außer bei großflächigen und schwerwiegenden Hauterkrankungen (8-191)
- medikamentöse Therapie (mit Ausnahmen)
- kardiale Diagnostik: Ruhe-EKG; Langzeit-EKG; Belastungs-EKG; 24-Stunden-Blutdruckmessung
- Blutentnahme
- Aufnahme- und Kontrolluntersuchung; Visite; Konsiliaruntersuchung
- Konventionelle Röntgenuntersuchungen
- Sonographien (Ausnahme: Endosonographie und komplexe differentialdiagnostische Sonographie mit digitaler Bild- und Videodokumentation)

9.1.2 Nur einmal kodierbare (diagnostische) Prozeduren

Die komplette Liste nur einmal kodierbarer Prozeduren findet man in der Richtlinie P005 der DKR. Hier ein Auszug:

- Verband bei großflächigen und schwerwiegenden Hauterkrankungen (8-191)
- Applikation von Medikamenten und Nahrung (8-01)
- Lagerungsbehandlung (8-390)
- Frührehabilitative Komplexbehandlung (8-55)
- Physikalisch-therapeutische Einzelmaßnahmen (8-56)
- Transfusionen von Vollblut, Erythrozytenkonzentrat und Thrombozytenkonzentrat (8-800)
- Transfusion von Leukozyten (8-802)
- Transfusion von Plasma, Plasmabestandteilen und Infusion von Volumenersatzmitteln (8-81)
- Schmerztherapie (8-91)
- Patientenmonitoring (8-92 bis 8-93) – aber nur, wenn es eine intensivmedizinische Überwachung ist und nicht Teil einer anderen Prozedur (z. B. Narkose)

9.1.3 Spezifische nicht-invasive Diagnostik

Nachdem die „normale" Sonographie des Gefäßsystems keinen eigenen OPS mehr hat, gibt es seit 2014 die „komplexe differenzialdiagnostische Sonographie des Gefäßsystems mit quantitativer Auswertung". Es gilt der Hinweis für die gesamte 3-03*: „Der untersuchende Arzt muss Facharzt im jeweiligen Fachgebiet sein". Hoffentlich kommt es nicht zu einem inflationären Gebrauch mit konsekutiver Herausnahme des Schlüssels aus dem OPS-Katalog.

5-392   Komplexe differenzialdiagnostische Sonographie des Gefäßsystems mit quantitativer Auswertung
Inkl.: B-Flow-Verfahren, Farbdopplersonographie/Farbduplexsonographie, fetomaternale Dopplersonographie

9.2 Invasive Diagnostik

Auch bei den folgenden Aufstellungen orientieren wir uns am DRG-Abrechnungssystem. Bitte beachten Sie dies in AOP-Fällen.

9.2.1 Arteriographie

Die Arteriographie (3-60-) beinhaltet auch die digitale Subtraktionsangiographie (DSA), die somit nicht eigenständig/zusätzlich verschlüsselt wird. Der OPS trennt nach der Zielregion, wobei das Zeichen „↔" hinter dem OPS bedeutet, dass eine Seitenlokalisation nötig ist:

3-600	Arteriographie der intrakraniellen Gefäße
3-601	Arteriographie der Gefäße des Halses (Inkl.: Extrakranielle hirnversorgende Gefäße)
3-602	Arteriographie des Aortenbogens
3-603	Arteriographie der thorakalen Gefäße
3-604	Arteriographie der Gefäße des Abdomens (Inkl.: Viszerale Gefäße und indirekte Splenoportographie)
3-605	Arteriographie der Gefäße des Beckens
3-606↔	Arteriographie der Gefäße der oberen Extremitäten
3-607↔	Arteriographie der Gefäße der unteren Extremitäten
3-608	Superselektive Arteriographie
3-60a	Arteriographie der Rückenmarkgefäße (Spinale Arteriographie)
3-60x	Andere Arteriographie

9.2.2 Phlebographie

Auch der OPS der Phlebographie (3-61-) trennt im Wesentlichen nach der Zielregion und verlangt vereinzelt die Seitenlokalisation. Auch er beinhaltet die digitale Subtraktionsangiographie:

3-610	Phlebographie der intrakraniellen Gefäße
3-611	Phlebographie der Gefäße von Hals und Thorax
3-611.0	Obere Hohlvene

3-611.1	Pulmonalvenen
3-611.2	Koronarsinusvenen
3-611.x	Sonstige
3-612	Phlebographie der Gefäße von Abdomen und Becken
3-612.0	Untere Hohlvene
3-612.1	Nierenvene
3-612.2	Milzvene
3-612.3	Mesenterialvenen
3-612.4	Iliakalvenen
3-612.5	Pfortader
3-612.x	Sonstige
3-613↔	Phlebographie der Gefäße einer Extremität
3-614↔	Phlebographie der Gefäße einer Extremität mit Darstellung des Abflussbereiches

Hinw.: Ergänzend zu den tiefen Venen am Arm Darstellung der V. subclaivia, V. anonyma und V. cava superior sowie den tiefen Venen am Bein Darstellung der V. iliaca communis und V. cava inferior.

3-615	Kavernosographie
3-61x	Andere Phlebographie

9.2.3 Lymphographie

Die OPS für die Lymphographie sind einfach:

3-62	Lymphographie
3-620	Lymphographie einer Extremität
3-621	Lymphographie von zwei Extremitäten
3-62x	Andere Lymphographie

9.2.4 Endosonographie & optische Kohärenztomographie

Zunehmend werden angiologische Therapien – sei es an Venen oder Arterien – durch Endosonographie bzw. optische Kohärenztomographie (OCT) geleitet oder kontrolliert. Diese Maßnahmen werden wie folgt erfasst:

10   Interventionen

Ebenso wie schon die invasive Diagnostik ist auch die interventionelle Therapie in nicht unerheblichem Ausmaß Bestandteil des AOP-Katalogs. Deswegen sind gute Kenntnis dieses Katalogs und sorgfältige Dokumentation z. B. der G-AEP Kriterien unabdingbar, um die Abrechnung auf rechtlich und finanziell sichere Füße zu stellen.

Der Form halber sei darauf hingewiesen, dass die Beispiele und Tabellen keine Wertung oder Wichtung darstellen. Auch erheben sie – insbesondere die Tabellen zu Materialien – keinen Anspruch auf Vollständigkeit und es ist keine Qualitätsaussage verknüpft. Sie dienen dem interessierten Leser rein zu Informationszwecken.

10.1   Perkutan transluminale Interventionen an Gefäßen des großen Kreislaufs

Der Begriff bedeutet folgendes: Der Zugangsweg führt durch die Haut (= perkutan) in ein Gefäß, durch dessen Inneres (= Lumen) man zum Ziel kommt (= transluminal), um dort einen Eingriff (= Intervention) vorzunehmen.

Praktisch alle perkutanen transluminalen Interventionen an Gefäßen des großen Kreislaufs verschlüsseln über die 8-836 (Perkutan-transluminale Gefäßintervention). Ausgenommen davon sind die Koronargefäße, die Stentimplantationen selbst und materialbezogene Teilinformationen mit eigenem Schlüssel (z. B. Embolieprotektionssysteme).

Daher führt der OPS 8-836 als Exklusiva die perkutan-transluminale Gefäßintervention an Gefäßen des Lungenkreislaufes (8-838), die perkutan-transluminale Gefäßintervention an Herz und Koronargefäßen (8-837), die endovaskuläre Implantation von Stent-Prothesen (5-38a) und die erwähnten perkutan-transluminalen Stentimplantationen (8-84 ff).

Für alle Schlüssel der 8-836 gilt, dass der Ort des Eingriffs an der 6. Stelle des jeweiligen OPS (in den einzelnen Kapiteln jeweils mit „-" im OPS gekennzeichnet) nach folgender Tabelle verschlüsselt wird:

0	Gefäße intrakraniell
1↔	Gefäße Kopf extrakraniell und Hals
2↔	Gefäße Schulter und Oberarm
3↔	Gefäße Unterarm
4	Aorta
5	Aortenisthmus
6	Ductus arteriosus apertus
7	V. cava
8↔	Andere Gefäße thorakal
a	Gefäße viszeral
b↔	Gefäße Oberschenkel
c↔	Gefäße Unterschenkel
d	Gefäßmalformationen
e	Künstliche Gefäße
f	Gefäße spinal
g	V. portae
h	Andere Arterien abdominal und pelvin
j	Andere Venen adominal und pelvin
k	Aterien Oberschenkel
m	Venen Oberschenkel
x↔	Sonstige

Im weiteren Verlauf des Kapitels 10 „Interventionen" wird diese Tabelle jeweils vorausgesetzt und nicht erneut aufgeführt werden. Die 6. Stelle des OPS wird dort dann über einen Bindestrich angezeigt.

10.1.1 Ballonangioplastie/perkutane transluminale Angioplastie (PTA)

Der Kernaspekt einer Ballonangioplastie ist das Aufdehnen eines Gefäßes mittels eines Ballons. Dies ist z. B. dann relevant, wenn es um die Verschlüsselung abgebrochene Prozeduren geht. Die Ballonangioplastie verschlüsselt über die:

8-836.0- Angioplastie (Ballon)

Dieser OPS enthält folgende Hinweise:
- Die Verwendung eines Modellierballons ist gesondert zu kodieren (8-83b.5)
- Die Art und die Anzahl der verwendeten medikamentenfreisetzenden Ballons sind gesondert zu kodieren (8-83b.b)
- Die Art der verwendeten antikörperbeschichteten Ballons ist gesondert zu kodieren (8-83b.b1)

Hierzu ist allerdings anzumerken, dass Modellierballons bei einer PTA praktisch keine Anwendung finden und dass keine antikörperfreisetzenden Ballons recherchiert werden konnten.

Die nachfolgende Tabelle gibt einen Überblick über verschieden Ballons, die im Rahmen einer PTA eingesetzt werden können.

Name	Hersteller	Zugang	Größe
Armada 14; 0,014", OTW, shaft length: 90, 150 cm	Abbot	4F	1.5-4.0 mm x 20-200 mm
Armada 18, 0.018", OTW, shaft length: 90, 150 cm	Abbott	4/5F	2.0-6.0 mm x 20-200 mm
Armada 35; 0,035", OTW, shaft length: 80, 135 cm	Abbot	5-7F	3.0-14.0 mm x 20-120 mm
Armada 35(LL); 0,035", OTW, shaft length: 80, 135 cm	Abbot	5/6F	4.0-7.0 mm x 150, 200, 250 mm
Fox sv, 0.018", shaft length: 90, 135, 150 cm	Abbott	4F	1.5-6 mm x 15-120 mm
RX Viatrac 14 Plus Peripheral Dilatation Catheter shaft length: 80, 135 cm	Abbott	4/5 F	4.0-7.0 mm x 15-40 mm
Allunga, 0,014", OTW, shaft length: 120, 150, 160 cm	amg International GmbH	4/5	1.25-5.0 mm x 10-280 mm
Allunga, 0,018", OTW, shaft length: 80, 135 cm	amg International GmbH	4-6F	2.0-7.0 mm x 10-280 mm

Name	Hersteller	Zugang	Größe
Allunga, 0,018" D, OTW, shaft length: 45, 80 cm	amg International GmbH	4–6F	4.0-7.0 mm x 20, 40 mm
Allunga, 0,035", OTW, shaft length: 45, 80, 120, 150 cm	amg International GmbH	5–9F	3.0-12.0 mm x 10–280 mm
Allunga-e, 0,035", OTW, shaft length: 80, 135 cm	amg International GmbH	6–9F	6.0-12.0 mm x 60-100 mm
Andra2 Balloon, 0,035", OTW, shaft length: 100 cm	Andramed GmbH	10–14F	24–32 mm x 40 mm
Andra Balloon, 0,035", OTW, shaft length: 80, 120 cm	Andramed GmbH	10–13F	14–32 mm x 40, 60 mm
AltoSa-Premier, 0,035", OTW, shaft length: 75 cm	AndraTec GmbH	7/8F	12–16 mm x 40 mm
AltoSa-SFT, 0,035", OTW, shaft length: 65, 100 cm	AndraTec GmbH	12F	46 mm x 40 mm
AltoSa-XL PTA, 0,035", OTW, shaft length: 110 cm	AndraTec GmbH	7–12F	14–30 mm x 20–60 mm
Flamingo, 0,014", OTW, shaft length: 120, 150 cm	AndraTec GmbH	4F	2.0–4.0 mm x 20–220 mm
Pelican, 0,035", OTW, shaft length: 80, 135 cm	AndraTec GmbH	5/6F	5.0-10 mm x 20-150 mm
Proteus; PTA Catheter with embolic Capture feature; 0,014", OTW, shaft length: 135 cm	Angioslide	6/7 French	3.0 mm x 100 mm
Proteus; PTA Catheter with embolic Capture feature; 0,035", OTW, shaft length: 110, 135 cm	Angioslide	6/7 French	4.0-6.0 mm x 60–300 mm
Lynx 14; 0.014", RX PTA Catheter, shaft length: 80, 140 cm	Arthesys	5–7F	2.0-7.0 mm x 8–200 mm
PTA Balloon Catheter; 0.035", OTW, shaft length: 80–170 cm	Balton	5–7F	30–120 mm x 20–100 mm
Atlas Gold; 0.035", OTW, shaft length: 80, 120 cm	Bard Peripheral Vascular	7–12F	12.0-26.0 mm x 20–60 mm
Bantam; 0,018", OTW, shaft length: 75, 90, 130, 150, 180 cm	Bard Peripheral Vascular	4–6F	2.0.–9.0 mm x 20–280 mm

Name	Hersteller	Zugang	Größe
Bantam Alpha, 0.014", OTW, shaft length: 100, 130, 150 cm	Bard Peripheral Vascular	4F	1.25–4.5 mm x 15–220 mm
Bantam Florian, 0.018", OTW, shaft length: 45 cm	Bard Peripheral Vascular	4/5F	5.0–7.0 mm x 40–60 mm
ClearPac Omega, 0.035", OTW, shaft length: 75, 100, 130 cm	Bard Peripheral Vascular	5–8F	3.0–12.0 mm x 20–220 mm
Conquest; 0.035", OTW, shaft length: 50, 75, 120 cm	Bard Peripheral Vascular	6–8F	5.0–12.0 mm x 20–80 mm
Conquest; 40; 0.035", OTW, shaft length: 50, 75 cm	Bard Peripheral Vascular	6–8F	4.0–12.0 mm x 20–100 mm
Dorado; 0.035", OTW, shaft length: 40, 80, 120, 135 cm	Bard Peripheral Vascular	6–8F	3.0–10.0 mm x 20–200 mm
LitePac RX; 0.014", shaft length: 150, 155 cm	Bard Peripheral Vascular	4–5F	2.0–7.0 mm x 15–220 mm
Rival; 0.035", OTW, shaft length: 80, 135 cm	Bard Peripheral Vascular	5–7F	3.0–10.0 mm x 20–150 mm
Ultraverse; 0.014", OTW, shaft length: 150 cm	Bard Peripheral Vascular	4–5F	1.5–5.0 mm x 20–300 mm
Ultraverse;0.018" , OTW, shaft length: 75, 130 cm	Bard Peripheral Vascular	4–6F	2.0–9.0 mm x 20–300 mm
Ultraverse; 0.035", OTW, shaft length: 75, 135 cm	Bard Peripheral Vascular	5–7F	3.0–12.0 mm x 20–300 mm
Ultraverse; 0.014", RX, shaft length: 150, 200 cm	Bard Peripheral Vascular	4–5F	1.25–7.0 mm x 15–300 mm
Passeo-35; 0,035", OTW, shaft length: 80, 90, 130 cm	Biotronik	5–6F	3.0–10.0 mm x 20–200 mm
Passeo-35 HP; 0,035", OTW, shaft length: 40, 75 cm	Biotronik	6–8F	3.0–12.0 mm x 20–100 mm
Passeo-18; 0,018", OTW, shaft length: 90, 130, 150 cm	Biotronik	4–5F	2.0–7.0 mm x 20–200 mm

Name	Hersteller	Zugang	Größe
Passeo-14; 0,014", OTW, shaft length: 90, 120, 150 cm	Biotronik	4F	1.5–4.0 mm x 20–220 mm
Charger; 0,035", OTW, shaft length: 75; 135 cm	Boston Scientific	5–7F	3.0–12.0 mm x 20–200 mm
Mustang ;0,035", OTW, shaft length: 40, 75, 135 cm	Boston Scientific	5–7F	3.0–12.0 mm x 20–200 mm
Coyote; 0,014", OTW, shaft length: 90, 150 cm	Boston Scientific	4F	1.5–4.0 mm x 40–220 mm
Coyote ES OTW, 0,014", shaft length: 143-146 cm	Boston Scientific	4F	1.5–4.0 mm x 20–40 mm
Coyote Monorail; 0,014", RX, shaft length: 90, 150 cm	Boston Scientific	4F	1.5–4.0 mm x 20–220 mm
Coyote ES Monorail; 0,014", RX, shaft length: 143–146 cm	Boston Scientific	4F	1.5–4.0 mm x 20–40 mm
Mustang;0,035", OTW, shaft length: 40, 75, 135 cm	Boston Scientific	5–7F	3.0–12.0 mm x 20–200 mm
Sterling monorail; 0,018", shaft length: 80, 135, 150 cm	Boston Scientific	4–6F	2.0–8.0 mm x 20–220 mm
Sterling OTW; 0,018", shaft length: 80, 90, 135, 150 cm	Boston Scientific	4–6F	2.0–10.0 mm x 20–220 mm
Sterling SL monorail; 0,018", shaft length: 90, 150 cm	Boston Scientific	4F	2.0–4.0 mm x 80–150 mm
Sterling SL, 0,018", OTW, shaft length: 90, 150 cm	Boston Scientific	4F	2.0–4.0 mm x 80–150 mm
Symmetry, 0,018", OTW; shaft length: 90, 135, 150 cm	Boston Scientific	4–6F	1.5–6.0 mm x 20–100 mm
Symmetry Stiff, 0,018", OTW, shaft length: 90, 135, 150 cm	Boston Scientific	4–6F	1.5–6.0 mm x 20–100 mm
Ultra-Soft SV 0,014", RX, shaft length: 90, 140, 150 cm	Boston Scientific	4–5F	1.5–7.0 mm x 15–30 mm
Ultra-Soft SV 0,018", RX, shaft length: 90, 140, 150 cm	Boston Scientific	4–5F	1.5–7.0 mm x 15–30 mm
XXL Balloon 0,035", OTW, shaft length: 75, 120 cm	Boston Scientific	7/8F	12–18.0 mm x 20–60 mm
Advance Micro 14 Ultra low profile; 0,014", RX, shaft length: 50, 90, 150 cm	Cook Medical	3F	1.5–3.0 mm x 20–120 mm
Advance 14LP; 0,014", RX, shaft length: 110, 170 cm	Cook Medical	4F	2.0–4.0 mm x 20–200 mm
Advance 18LP; 0,018", RX, shaft length: 80, 150, 170 cm	Cook Medical	4–7F	4.0–10.0 mm x 20–250 mm

Name	Hersteller	Zugang	Größe
Advance 35LP; 0,035", RX, shaft length: 80, 135 cm	Cook Medical	5–7F	3.0–12.0 mm x 20–200 mm
Advance ATB 0,035", shaft length: 40, 80, 120 cm	Cook Medical	5–8F	5.0–14.0 mm x 20–80 mm
Aviator Plus; 0,014", OTW, shaft length: 142 cm	Cordis	4F	4.0–7.0 mm x 15–40 mm
Maxi LD; 0,035", OTW, shaft length: 80, 110 cm	Cordis	8–12F	14.0–25.0 mm x 40–80 mm
Powerflex Extreme PTA Dilation catheter, OTW, 0,035", shaft length: 40, 80 cm	Cordis	5–9F	4.0–10.0 mm x 20–60 mm
Powerflex Pro PTA Dilation catheter, OTW, 0,035", shaft length: 80, 135 cm	Cordis	5–7F	3.0–12 x 20–220 mm
Saber; 0,018", OTW, shaft length: 90, 150 cm	Cordis	4–6F	2.0–10.0 mm x 20–300 mm
Savvy 0,018", OTW, shaft length: 80, 120, 135 cm	Cordis	4/5F	2.0–6.0 mm x 20–100 mm
Savvy Long 0,018", OTW, shaft length: 80, 120 cm	Cordis	4–5F	2.0–6.0 mm x 120–220 mm
Slalom; 0,018", OTW, shaft length: 80, 120, 135 cm	Cordis	4–6F	3.0–8.0 mm x 20, 40 mm
Sleek RX; 0,014", shaft length: 150 cm	Cordis	4F	2.0–4.0 mm x 40–220 mm
Sleek OTW; 0,014", shaft length: 150 cm	Cordis	4F	1.25–5.0 mm x 15–220 mm
Maxi LD; 0,035", OTW, shaft length: 80, 100 cm	Cordis	8–12F	14–25 mm x 40–80 mm
Endoglide PTA catheter, 0,035", 0,0018", 0.014" OTW shaft length: 45, 80, 120, 135, 150 cm	Endocor	5–9F	1.25–12 mm x 10–280 mm
Endoglide BTK PTA catheter, 0.014", OTW, shaft length: 150 cm	Endocor	4–5F	1.25–5.0 mm x 20–220 mm
Endoglide DF PTA Dialysis Fistula Catheter, 0.018" OTW, shaft length: 45, 80 cm	Endocor	5–6 F	4.0–7.0 mm x 20,40 mm
Endoglide DF Plus PTA Dialysis Fistula Catheter, 0.018", 0.035" OTW, shaft length: 45 cm	Endocor	5–7 F	4.0–10.0 mm x 20–60 mm

Name	Hersteller	Zugang	Größe
Endoglide HP CTO 0,035",OTW, shaft length: 45, 80 cm	Endocor	5–7F	4.0-10.0-12 mm x 20–60 mm
Euca Deep 0.035", OTW, shaft length: 138 cm	Eucatech AG	-	1.5–4.0 mm x10–40 mm
Euca PW 0.014", OTW, shaft length: 85, 135 cm	Eucatech AG	5–8	4.0–12.0 mm x 20–200 mm
Euca PW SV 0.018", shaft length: 85, 135, 150 cm	Eucatech AG	4	2.0–5.0 mm x 20–150 mm
Joker 0.014", OTW, shaft length: 120, 150 cm	Eurocor	4F	2.0–4.0 mm x40–150 mm
Joker 0.035", OTW, shaft length: 80, 135 cm	Eurocor	5–6F	4.0–8.0 mm x 20–150 mm
Oceanus 0.035", OTW, shaft length: 80, 130 cm	iVascular	5–7F	5.0–12.0 mm x 20–200 mm
Oceanus 0.018", OTW, shaft length: 100, 140, 150 cm	iVascular	4/5F	2.0–8.0 mm x 20–200 mm
Oceanus 0.014", OTW, shaft length: 100, 150 cm	iVascular	4F	1.5–4.0 mm x 40–200 mm
Admiral Xtreme, 0,035" OTW, shaft length: 80, 130 cm	Medtronic	5–7F	3.0–12,0 mm x 20–300 mm
Amphirion Deep; OTW, 0,014", shaft length: 120, 150 cm	Medtronic	4F	1.5–4.0 mm x 20–210 mm
Amphirion plus; OTW, 0,014", shaft length: 100, 150 cm	Medtronic	4F	2.0–4.0 mm x 20–120 mm
Chocolate PTA Balloon 0.018", OTW, Shaft length: 120, 135, 150 cm	Medtronic	5–6F	2.5–6.0 mm x 20–120 mm
Evercross; 0.035", OTW, shaft length: 40, 80, 135 cm	Medtronic	5–7F	3.0–12.0 mm x 20–200m
Nanocross Elite; 0.014", OTW, shaft length: 90, 150 cm	Medtronic	4F	1.5–4.0 mm x 20–210m
Pacific Plus; 0.018", OTW, shaft length: 90, 130, 180 cm	Medtronic	4/5F	2.0–7.0 mm x 20–150 mm
Pacific Xtreme; 0,018", OTW, shaft length: 90, 130, 180 cm	Medtronic	4/5F	2.0–7.0 mm x 20–250m
Powercross; 0.018", OTW, shaft length: 90, 150 cm	Medtronic	4–6F	2.0–6.0 mm x 20–200m
Rapidcross 0.014", OTW, shaft length: 90, 170 cm	Medtronic	4F	2.0–-4.0 mm x 20–210 mm

Name	Hersteller	Zugang	Größe
Reef HP 0.035", shaft length: 50, 80, 120 cm	Medtronic	5F	4.0–8.0 mm x 20–80 mm
Submarine Rapido, OTW, PTA balloon catheter 0,018", shaft length:135 cm	Medtronic	6–7F	2.0–7.0 mm x 20–80 mm
Ebony 0.014", OTW, shaft length: 120, 150 cm	Natec Medical Ltd	4/5F	1.5–4.0 mm x 20–200 mm
Ebony 0.014", RX, shaft length: 150 cm	Natec Medical Ltd	4/5F	1.5–8.0 mm x 10–200 mm
Ebony 0.018, OTW, shaft length: 120, 150 cm	Natec Medical Ltd	5–7F	2.0–7.0 mm x 40–200 mm
Ebony 0.035", OTW, shaft length: 80, 130, 150 cm	Natec Medical Ltd	5–7F	3.0–12.0 mm x 20–200 mm
Dilexx 18 PTA Catheter 0.018", OTW, shaft length: 90, 135, 150, 180 cm	Optimed	5F	2.0–7.0 mm x 20–220 mm
Mars; 0.035", OTW, shaft length: 75, 120 cm	Optimed	5/6F	3.0–10.0 mm x 20–100 mm
Nylo Track 18 PTA Catheter 0.018", OTW, shaft length: 90, 135, 150 cm	Optimed	4F	2.0–7.0 mm x 20–220 mm
Nylo Track 35 PTA Catheter 0.035", OTW, shaft length:75/120 cm,	Optimed	5/6F	3.0–10.0 mm x 20–150 mm
Zelos PTA Balloon 35 PTA Catheter 0.035", OTW, shaft length:100 cm,	Optimed	6–12F	12.0–28.0 mm x 20, 40 mm
PTA Balloon 0.014", OTW, shaft length: 120, 150 cm	Qualimed	4/5F	1,25–5.0 mm x 10–280 mm
PTA Balloon 0.018", OTW, shaft length: 80, 135 cm	Qualimed	4–6F	2.0–7.0 mm x 10–280 mm
PTA Balloon 0.035", OTW, shaft length: 80, 120, 150 cm	Qualimed	4–6F	3.0–12.0 mm x 10–280 mm
PTA Balloon 0.018", Dialysis Fistulae OTW, shaft length: 45, 80 cm	Qualimed	4–6F	4.0–7.0 mm x 20, 40 mm
Crosperio RX; PTA Catheter (0.014"), shaft length: 150 cm	TERUMO	4F	1.5–4.0 mm x 20–200 mm
Crosstella 0.018", OTW, shaft length: 90, 150 cm	TERUMO	4/5F	2.0–6.0 mm x 20–200 mm

Name	Hersteller	Zugang	Größe
Metacross RX; PTA Catheter (0.035"), shaft length: 135 cm	TERUMO	6/7F	3.0–12.0 mm x 20–200 mm
Metacross OTW; PTA Catheter (0.035"), shaft length: 90, 135 cm	TERUMO	6/7F	3.0–12.0 mm x 20–200 mm
RX Muso PTA Catheter (0.018"), shaft length: 90, 150 cm	TERUMO	4/5F	4.0–7.0 mm x 20 mm
Senri® - PTA Balloon dilatation catheter (0.018"), OTW, shaft length: 150 cm	TERUMO	4–6F	2.0–8.0 mm x 40–150 mm
Tercross® - RX PTA Balloon dilatation catheter (0.014"), shaft length: 100, 148 cm	TERUMO	4–6F	1.25–4.0 mm x 20–200 mm
GliderfleX PTA Balloon, 0.014", 0.018", OTW, Shaft length: 120, 135 cm	TriReme Medical	5–6F	2.0–6.0 mm x 20–220 mm

Zu beachten ist dabei, dass Standardballons keinen eigenständigen Schlüssel haben und auch ein einfacher Hochdruckballon folglich nicht explizit verschlüsselt werden kann. Behelfsweise kann man hier verschlüsseln über die:

8-83b.bx   Art der verwendeten Ballons; sonstige Ballons

Allerdings macht die 8-83b.bx für den einfachen Standardballon nur begrenzt Sinn. Die 8-836 fordert keinen OPS für den Standardballon mehr (früher war das anders), womit gemäß Kodierrichtlinien die Prozedur einschließlich Teilaspekte vollständig kodiert wäre.

Nachstehend noch einige Groupier-Beispiele für häufige Fälle einer PTA:

HD	PCCL	OPS	DRG	RG	uGVD -1	mVD	oGVD +1
I70.23	0-3	3-607↔; 8-836.0s ↔	F59D	0,946	1	3,8	9
	4	3-607↔; 8-836.0s ↔	F59A	2,911	4	13,8	29
I70.24	0-3	3-607↔; 8-836.0q ↔	F59D	0,946	1	3,8	9
	4	3-607↔; 8-836.0q ↔	F59A	2,911	4	13,8	29
I70.25	0-3	3-607↔; 8-836.0c ↔	F59B	1,855	2	8,4	18
	4	3-607↔; 8-836.0c ↔	F59A	2,911	4	13,8	29
I70.1	0-3	3-604↔; 8-836.0a ↔	F59D	0,946	1	3,8	9
	4	3-604↔; 8-836.0a ↔	F59A	2,911	4	13,8	29
I65.2	0-3	3-601; 8-836.0m ↔; 8-83b.9	B04D	1,487	1	5,7	10
	4	3-601; 8-836.0m ↔; 8-83b.9	B04A	4,485	3	13,2	26

Legende – siehe Kapitel 17 „Legende zu den Kodierbeispielen".

10.1.2 Drug Eluting Ballon (DEB) und antikörperbeschichtete Ballons

Der periphere DEB wird über das bewertete ZE137 abgerechnet. Die preisliche Abbildung enthält noch immer den Vergütungssprung bei der Verwendung von einem Ballon zum zweiten Ballon, ist jedoch mittlerweile relativ dicht am ZE136 – dem DEB der Kardiologen: Für 1 DEB erhält man 221,07 EUR, für 2 DEB 731,17 EUR, für 3 DEB 1.241,27 EUR und ab 4 DEB 1.751,37 EUR.

Der antikörperfreisetzende Ballon hat weder eine eigenständige Groupierrelevanz, noch löst er ein ZE aus. Seit 2017 wurde er auch nicht mehr als NUB beantragt. Insgesamt ergeben sich folgende Schlüssel für die beiden Ballon-Typen:

8-83b.b- Art der verwendeten Ballons
8-83b.b1 Antikörperbeschichtete Ballons
8-83b.ba Ein medikamentenfreisetzender Ballon an anderen Gefäßen
8-83b.bb Zwei medikamentenfreisetzende Ballons an anderen Gefäßen
8-83b.bc Drei medikamentenfreisetzende Ballons an anderen Gefäßen
8-83b.bd Vier und mehr medikamentenfreisetzende Ballons an anderen Gefäßen

Es sind maximal vier DEB gleichzeitig pro (einzelner) Intervention abrechenbar – pro Fall (bei zeitlich getrennten Interventionen) natürlich mehr.

Die nachfolgende Tabelle gibt einen Überblick über DEB, die im Rahmen einer PTA eingesetzt werden können. Dabei gibt es aktuell nur Paclitaxel-beschichtete Ballons:

Name	Hersteller	Zugang	Größe	OPS-Schlüssel
Elutax SV Fistula 0.018", shaft length: 135 cm	Aachen Resonance	5F	5.0–6.0–12.0 mm x 20–60 mm	8-83b.b2-5
Elutax SV OTW 0.018", shaft length: 135 cm	Aachen Resonance	4F	1.5–6.0 mm x 10–250 mm	8-83b.b2-5
Elutax SV Neuro 0.014", shaft length: 50 cm	Aachen Resonance	4F	1.5–4.0 mm x 10–30 mm	8-83b.b2-5

Name	Hersteller	Zugang	Größe	OPS-Schlüssel
Elutax SV RX 0.014", shaft length: 135 cm	Aachen Resonance	4F	1.5–6.0 mm x 10–250 mm	8-83b.b2-5
Lutonix DEB 0.035", shaft length: 75, 100, 135 cm	Bard	5F	4.0–12.0 mm x 40– 150 mm	8-83b.b2-5
Lutonix DEB 0.014", shaft length: 150 cm	Bard	5F	2.0–4.0 mm x 40–120 mm	8-83b.b2-5
Biopath 035 0.035", shaft length: 80, 135 cm	Biosensors	5/6F	4.0–8.0 mm x 20–150m	8-83b.b2-5
Biopath 014 0.014", shaft length: 120, 150 cm	Biosensors	5F	2.0–4.0 mm x 40–150m	8-83b.b2-5
Passeo 18 Lux 0.018", shaft length: 90, 130, 150 cm	Biotronik	4/5F	2.0–7.0 mm x 40–120 mm	8-83b.b2-5
Ranger OTW DCB 0.018", shaft length: 80, 90, 135, 150 cm	Boston Scientific	4–6F	2.0–8.0 mm x 80–150 mm	8-83b.b2-5
Ranger (SL) DCB 0.018", shaft length: 80, 90, 135, 150 cm	Boston Scientific	4–6F	2.0–8.0 mm x 80–150 mm	8-83b.b2-5
Sequent please OTW, 0.035", shaft length: 75, 130 cm	B Braun	5/6F	4.0–8.0 mm x 40–150 mm	8-83b.b2-5
Sequent please OTW, 0.014", shaft length: 130 cm	B Braun	4F	1.5–3.0 mm x 40–150 mm	8-83b.b2-5
Aperto OTW, 0.035", shaft length: 40, 60, 80 cm	Cardino-vum	6/7F	5.0–8.0 mm x 20–60 mm	8-83b.b2-5
Legflow OTW, 0.014", shaft length: 150 cm	Cardino-vum	4F	2.0–4.0 mm x 40–150 mm	8-83b.b2-5
Legflow OTW, 0.018", shaft length: 150 cm	Cardino-vum	4/5F	2.0–7.0 mm x 40–150 mm	8-83b.b2-5

Name	Hersteller	Zugang	Größe	OPS-Schlüssel
Legflow OTW, 0.035", shaft length: 80/135 cm	Cardinovum	5–7F	4.0–10.0 mm x 20–150 mm	8-83b.b2-5
Legflow RX, 0.014", shaft length: 140 cm	Cardinovum	4/5F	2.0–4.0 mm x 20–200 mm	8-83b.b2-5
Essential OTW; 0.014", shaft length: 80, 142 cm	iVascular	6F	2.0–10.0 mm x 15–220 mm	8-83b.b2-5
Luminor 35 OTW, 0.035", shaft length: 80, 140 cm	iVascular	6F	5.0–7.0 mm x 20–150 mm	8-83b.b2-5
Luminor 14 OTW, 0.035", shaft length: 100, 150 cm	iVascular	4F	1.5–4.0 mm x 40–200 mm	8-83b.b2-5
In.Pact Admiral, 0.035", shaft length: 80, 130 cm	Medtronic	5/6F	4.0 –7.0 mm x 20–150 mm	8-83b.b2-5
In.Pact Pacific, 0.018", shaft length: 90, 130 cm	Medtronic	5/6F	4.0 –7.0x 40–120 mm	8-83b.b2-5
Stellarex DCB OTW, 0.014", shaft length: 90, 150 cm	Spectranetics	4F	2.0–4.0 mm x 40–150 mm	
Stellarex DCB OTW, 0.035", shaft length: 80, 135 cm	Spectranetics	6F	4.0–6.0 mm x 40–120 mm	

Allerdings ist die 8-83b.b* ein reiner Materialschlüssel, so dass zuvor die PTA selbst (8-836.0-) verschlüsselt werden muss. Auch hier noch einige Groupier-Beispiele für häufige Fälle einer PTA mit DEB. Bitte beachten Sie, dass zusätzlich zur DRG noch das entsprechende ZE für den/die DEB ausgelöst wird:

HD	PCCL	OPS	DRG	RG	uGVD -1	mVD	oGVD +1
I70.23	0-3	3-607↔; 8-836.0s↔; 8-83b.ba	F59D	0,946	1	3,8	9
	4	3-607↔; 8-836.0s↔; 8-83b.ba	F59A	2,911	4	13,8	29
I70.24	0-3	3-607↔; 8-836.0q↔; 8-83b.bb	F59D	0,946	1	3,8	9
	4	3-607↔; 8-836.0q↔; 8-83b.bb	F59A	2,911	4	13,8	29
I70.25	0-3	3-607↔; 8-836.0c↔; 8-83b.bb	F59B	1,855	2	8,4	18
	4	3-607↔; 8-836.0c↔; 8-83b.bb	F59A	2,911	4	13,8	29

Legende – siehe Kapitel 17 „Legende zu den Kodierbeispielen".

10.1.3 Blade-Angioplastie (Scoring Balloons/Cutting Balloon)

Bei einer Blade-Angioplastie wird der Plaque im Gefäß zusätzlich zerschnitten. Das funktioniert über Klingen, die entlang des Ballons angebracht sind. Die Synonyme sind Cutting- oder Scoring-Ballon. Dafür gibt es einen eigenständigen OPS:

8-836.1- Blade-Angioplastie (Scoring- oder Cutting-Balloon)

Die derzeit verfügbaren Ballons sind:

Name	Hersteller	Zugang	Größe
VascuTrak; RX, 0.014", 0,018" shaft length: 140 cm	Bard	5F	2.0–3.5 mm x 20–300 mm
VascuTrak; RX, 0,018" shaft length: 80, 140 cm	Bard	5/7F	4.0–7.0 mm x 20–300 mm

Name	Hersteller	Zugang	Größe
Peripheral cutting balloon; OTW, 0,018" shaft length: 50, 90, 137 cm	Boston Scientific	6/7F	2.0–4.0mm x 15mm
Peripheral cutting balloon; monorail, 0,014" shaft length: 137 cm	Boston Scientific	6F	2.0–4.0mm x 15mm
Peripheral cutting balloon; OTW, 0,014" shaft length: 142 cm	Boston Scientific	6F	2.5–6.0mm x 20–120mm
Chocolate; OTW, 0,014" shaft length: 120, 135, 150 cm	Medtronic	5/6F	2.0–3.5mm x 20–40mm
AngioSculpt; OTW, .018" shaft length: 50, 90, 137 cm	Spectranetics	4–8F	4.0–8.0 mm x 20–60 mm
AngioSculpt; OTW, 014" shaft length: 137, 155 cm	Spectranetics	5F	2.0–3.5 mm x 20–40 mm
AngioSculpt; XL OTW, 0.014" shaft length: 90, 137, 155 cm	Spectranetics	6F	2.0–6.0 mm x 100, 200 mm

Zu beachten ist auch, dass der OPS 8-836.1- keine Information über die Anzahl der verwendeten Scoring-Ballons beinhaltet! Wenn also in einer Sitzung mehr als 1 Scoring-Ballon benutzt wird, so ändert sich dadurch der Schlüssel (und in der Konsequenz auch die DRG) nicht!

Da es sich um einen Prozedurenschlüssel und nicht um einen Materialschlüssel handelt, kann man auch nicht einfach die Prozedur zweimal verschlüsseln. Dies bestimmt die DKR zum Thema „Mehrzeitigkeit". Auch würde das nichts an der Gruppierung ändern.

Seit kurzem ist der Scoring Ballon splitrelevant. Nachfolgend noch einige Groupier-Beispiele für häufige Fälle bei der Anwendung des Scoring-Ballons:

HD	PCCL	OPS	DRG	RG	uGVD - 1	mVD	oGVD + 1
I70.23	0-3	3-607↔; 8-836.0s↔; 8-836.1k↔	F59C	1,255	1	4,3	10
		3-607↔; 8-836.1k↔	F59C	1,255	1	4,3	10
	4	3-607↔; 8-836.0s↔; 8-836.1k↔	F59A	2,911	4	13,8	29
		3-607↔; 8-836.1k↔	F59A	2,911	4	13,8	29
I70.24	0-3	3-607↔; 8-836.0c↔; 8-836.1c↔	F59C	1,255	1	4,3	10
		3-607↔; 8-836.1c↔	F59C	1,255	1	4,3	10
	4	3-607↔; 8-836.0c↔; 8-836.1c↔	F59A	2,911	4	13,8	29
		3-607↔; 8-836.1c↔	F59A	2,911	4	13,8	29
I70.25	0-3	3-607↔; 8-836.0q↔; 8-836.1h↔	F59B	1,855	2	8,4	18
		3-607↔; 8-836.1h↔	F59B	1,855	2	8,4	18
	4	3-607↔; 8-836.0q↔; 8-836.1h↔	F59A	2,911	4	13,8	29
		3-607↔; 8-836.1h↔	F59A	2,911	4	13,8	29

Legende – siehe Kapitel 17 „Legende zu den Kodierbeispielen".

10.1.4 Laser-Angioplastie

Bei einer Laser-Angioplastie wird – im Gegensatz zur konventionellen PTA – durch die thermische Energie des Lasers zumindest ein Teil des stenosierenden Materials im Gefäß verdampft. Das dennoch verbleibende Material wird oft durch eine anschließende Ballondilatation komprimiert. Die derzeit verfügbaren Materialien sind:

Bezeichnung	Zugang
Excimer Laser system CVX 300 (Spectranetics):	
Turbo Elite	7/8 F
Turbo Tandem	7/8 F
Turbo Booster	7/8 F

Wie schon für die Blade-Angioplastie gibt es auch für die Laser-Angioplastie einen eigenständigen OPS, der ebenfalls nicht nach Menge trennt:

8-836.2- Laser-Angioplastie

Nachfolgend noch einige Groupier-Beispiele für häufige Fälle oder vorstellbare Kombinationen für die Anwendung der Laser Angioplastie:

HD	PCCL	OPS	DRG	RG	uGVD -1	mVD	oGVD +1
I70.23	0-3	3-607↔; 8-836.0s ↔; 8-836.2k ↔	F59B	1,855	2	8,4	18
		3-607↔; 8-836.2k ↔	F59B	1,855	2	8,4	18
	4	3-607↔; 8-836.0s ↔; 8-836.2k ↔	F59A	2,911	4	13,8	29
		3-607↔; 8-836.2k ↔	F59A	2,911	4	13,8	29

HD	PCCL	OPS	DRG	RG	uGVD -1	mVD	oGVD +1
I70.24	0-3	3-607↔; 8-836.0c ↔; 8-836.2c ↔	F59B	1,855	2	8,4	18
		3-607↔; 8-836.2c ↔	F59B	1,855	2	8,4	18
	4	3-607↔; 8-836.0c ↔; 8-836.2c ↔	F59A	2,911	4	13,8	29
		3-607↔; 8-836.2c ↔	F59A	2,911	4	13,8	29
I70.25	0-3	3-607↔; 8-836.0q ↔; 8-836.2h ↔	F59B	1,855	2	8,4	18
		3-607↔; 8-836.2h ↔	F59B	1,855	2	8,4	18
	4	3-607↔; 8-836.0q ↔; 8-836.2h ↔	F59A	2,911	4	13,8	29
		3-607↔; 8-836.2h ↔	F59A	2,911	4	13,8	29

HD	PCCL	OPS	DRG	RG	uGVD -1	mVD	oGVD +1
I70.23	0-3	3-607↔; 8-836.0s ↔; 8-836.2k ↔; 8-840.0s ↔	F59B	1,855	2	8,4	18
I70.25	4	3-607↔; 8-836.0c ↔; 8-836.2c ↔; 8-840.0c ↔	F59A	2,911	4	13,8	29

10.1.5 Artherektomie

Vereinfacht dargestellt, können Gefäße durch Plaques oder durch einen Thrombus (oder beides) verengt/verschlossen sein. Die Entfernung einer solchen Plaque nennt man Artherektomie. Anders gesagt, die Auflagerung wird physikalisch abgetragen.

Dazu gibt es verschiedene Systeme, die gegebenenfalls noch die Platzierung eines peripheren Filters nötig machen.

Die nachfolgende Tabelle gibt einen Überblick über die Verfügbaren Artherektomiesysteme:

	Bezeichnung	Zugang
Silver Hawk 0.014" (Covidien)		
	LS-M (large vessel standard tip)	7/8F
	LX-M (large vessel extended Tip)	7/8F
	MS-M (medium vessel standard Tip)	8F
	SX (small vessel extended Tip)	7F
	SXL (small vessel etra long Tip)	7F
	SS+ (small vessel standard Tip)	7F
	EXL (extra small vessel xtra long Tip)	6F
	ES+ (extra small vessel xtra small Tip)	6F
	DS (distal vessel standard Tip)	6F
Turbo Hawk 0.014" High efficiency cutter HE or Smooth Cutter (Covidien), Large vessel		
	LS-C (super large vessel standard tip)	8F
	LX-C (super large vessel extended Tip)	8F
	LS-M (large vessel standard tip)	8F
	LX-M (large vessel extended Tip)	8F
Turbo Hawk 0.014" High Efficiency Cutter HE or Smooth Cutter (Covidien), Small vessel		
	SX-C (HE Cutter)	6F
	SS-C (HE Cutter)	6F
	SS-CL (HE Cutter)	6F

	Bezeichnung	Zugang
Hawk one Directional Atherectomy System, shaft length: 114 cm	HawkOne LS standard tip HawkOne LX Extended tip	7F
Excimer Laser system CVX 300 (Spectranetics)	Turbo Elite, Turbo Tandem, Turbo Booster	7/8F
JETSTREAM (Boston Scientific)	Jetstream SC Catheter: 1.85 mm Jetstream SC Catheter 1.6 mm Jetstream XC Catheter 2.4/3.4 mm Jetstream XC Catheter 2.1/3.0 mm	7F
Rotablator (Boston Scientific)	Burr Size: 1.25, 1.5, 1,75, 2.0, 2.25 und 2.5 mm	4–8F
Diamondback 360 (Cardiovascular Systems)	Solid Micro, solid and classic crown	6F
Phoenix Atherectomy system (Volcano), shaft length: 130, 149 cm	Catheter tip diameter: 1.8, 2.2 mm	5/6F

Der OPS für die Artherektomie lautet:

8-836.3- Atherektomie

Sollte dabei (z. B. obligat bei der A. carotis und bei der Verwendung des Turbo Hawk Systems in der Peripherie) ein Emboliechutz eingesetzt werden, so verschlüsselt man diesen über die:

8-83b.9   Einsatz eines Embolieprotektionssystems

Beachten muss man bei den Schlüsseln für das Embolieprotektionssystem, dass für die Lokalisationen b↔ (Oberschenkel), c↔ (Unterschenkel) und x↔ (sonstige Gefäße) ein extra OPS für die komplette Prozedur existiert, falls dabei ein peripherer Emboliechutz eingesetzt wird, nämlich die:

8-836.w- Atherektomie unter peripherem Embolieschutz

In dieser Konstellation ist die Prozedur vollständig mit einem einizgen OPS verschlüsselt. Gemäß DKR P003 und dem Hinweis zur 8-836.w ist deshalb ein Emolieprotektionssystem nicht gesondert zu kodieren – die „alternative" Verschlüsselung über 2 OPS (8-836.3- & 8-83b.9) wäre schlicht falsch!

Die nachfolgende Tabelle stellt häufige bzw. vorstellbare Groupier-Beispiele für die Artherektomie dar:

HD	PCCL	OPS	DRG	RG	uGVD - 1	mVD	oGVD + 1
I70.23	0-3	3-607↔; 8-836.wk ↔	F59B	1,855	2	8,4	18
		3-607↔; 8-836.3k ↔	F59C	1,255	1	4,3	10
	4	3-607↔; 8-836.wk ↔	F59A	2,911	4	13,8	29
		3-607↔; 8-836.3k ↔	F59A	2,911	4	13,8	29
I70.24	0-3	3-607↔; 8-836.wc ↔	F14B	2,438	3	11,1	23
		3-607↔; 8-836.3c ↔	F14B	2,438	3	11,1	23
	4	3-607↔; 8-836.wc ↔	F14A	4,305	6	21,2	39
		3-607↔; 8-836.3c ↔	F14A	4,305	6	21,2	39
I70.25	0-3	3-607↔; 8-836.wx ↔	F14B	2,438	3	11,1	23
		3-607↔; 8-836.3h ↔	F14B	2,438	3	11,1	23
	4	3-607↔; 8-836.wx ↔	F14A	4,305	6	21,2	39
		3-607↔; 8-836.3h ↔	F14A	4,305	6	21,2	39

HD	PCCL	OPS	DRG	RG	uGVD - 1	mVD	oGVD + 1
I65.2	0-3	3-601↔; 8-836.31 ↔; 8-83b.9	B04C	1,572	1	4,4	10
	4	3-601↔; 8-836.31 ↔; 8-83b.9	B04A	4,485	3	13,2	26

HD	PCCL	OPS	DRG	RG	uGVD - 1	mVD	oGVD + 1
I70.23	0-3	3-607↔; 8-836.wk ↔; 8-836.0s ↔; 8-840.0s ↔	F59B	1,855	2	8,4	18
I70.25	4	3-607↔; 8-836.wc ↔; 8-836.0c ↔; 8-840.0c ↔	F14A	4,305	6	21,2	39

Legende – siehe Kapitel 17 „Legende zu den Kodierbeispielen".

10.1.6 Fremdkörperentfernung

Gelegentlich kann es vorkommen, dass Fremdkörper im Gefäß verbleiben, meist wohl im Rahmen von Komplikationen vorheriger Eingriffe. Dafür gibt es einen eigenen Schlüssel:

8-836.6- Fremdkörperentfernung

Sollte dabei Verwendung eines Mikrodrahtretriever oder eines Stentretriever-Systems nötig sein, so ist dies gesondert zu kodieren (8-83b.8). Dabei sind (per inclusivum) mikrodrahtgestützte Thrombektomie-Systeme mit kontinuierlicher Aspiration auch über diesen Schlüssel abzubilden. Des Weiteren wird nach der Anzahl unterschieden:

8-83b.8 Verwendung eines Mikrodrahtretriever- oder Stentretriever-Systems zur Thrombektomie oder Fremdkörperentfernung

8-83b.80 1 Mikrodrahtretriever-System

8-83b.82 2 Mikrodrahtretriever-Systeme

8-83b.83 3 oder mehr Mikrodrahtretriever-Systeme

8-83b.84 1 Stentretriever-System

8-83b.85 2 Stentretriever-Systeme

8-83b.86 3 oder mehr Stentretriever-Systeme

Die nachfolgende Tabelle gibt Standardfälle für eine Fremdkörperentfernung wieder:

HD	PCCL	OPS	DRG	RG	uGVD - 1	mVD	oGVD + 1
I20.0	0-3	1-275.3; 8-837.00	F58B	0,954	1	3,5	8
		1-275.3; 8-837.00, 8-837.4	F58B	0,954	1	3,5	8
	4	1-275.3; 8-837.00	F58A	2,011	2	10,2	21
		1-275.3; 8-837.00, 8-837.4	F58A	2,011	2	10,2	21

HD	PCCL	OPS	DRG	RG	uGVD - 1	mVD	oGVD + 1
I70.23	0-3	3-607↔; 8-836.0c ↔; 8-836.6c ↔; 8-83b.80	F59B	1,855	2	8,4	18
		3-607↔; 8-836.0c ↔; 8-836.6c ↔; 8-83b.82	F59B	1,855	2	8,4	18
		3-607↔; 8-836.0c ↔; 8-836.6c ↔; 8-83b.83	F59B	1,855	2	8,4	18
	4	3-607↔; 8-836.0c ↔; 8-836.6c ↔; 8-83b.80	F59A	2,911	4	13,8	29
		3-607↔; 8-836.0c ↔; 8-836.6c ↔; 8-83b.82	F59A	2,911	4	13,8	29
		3-607↔; 8-836.0c ↔; 8-836.6c ↔; 8-83b.83	F59A	2,911	4	13,8	29

HD	PCCL	OPS	DRG	RG	uGVD -1	mVD	oGVD +1
I70.24	0-3	3-607↔; 8-836.0c ↔; 8-836.6c ↔; 8-83b.80	F59B	1,855	2	8,4	18
		3-607↔; 8-836.0c ↔; 8-836.6c ↔; 8-83b.82	F59B	1,855	2	8,4	18
		3-607↔; 8-836.0c ↔; 8-836.6c ↔; 8-83b.83	F59B	1,855	2	8,4	18
	4	3-607↔; 8-836.0c ↔; 8-836.6c ↔; 8-83b.80	F59A	2,911	4	13,8	29
		3-607↔; 8-836.0c ↔; 8-836.6c ↔; 8-83b.82	F59A	2,911	4	13,8	29
		3-607↔; 8-836.0c ↔; 8-836.6c ↔; 8-83b.83	F59A	2,911	4	13,8	29

HD	PCCL	OPS	DRG	RG	uGVD - 1	mVD	oGVD + 1
I70.25	0-3	3-607↔; 8-836.0s ↔; 8-836.6k ↔; 8-83b.80	F59B	1,855	2	8,4	18
		3-607↔; 8-836.0s ↔; 8-836.6k ↔; 8-83b.82	F59B	1,855	2	8,4	18
		3-607↔; 8-836.0s ↔; 8-836.6k ↔; 8-83b.83	F59B	1,855	2	8,4	18
	4	3-607↔; 8-836.0s ↔; 8-836.6k ↔; 8-83b.80	F59A	2,911	4	13,8	29
		3-607↔; 8-836.0s ↔; 8-836.6k ↔; 8-83b.82	F59A	2,911	4	13,8	29
		3-607↔; 8-836.0s ↔; 8-836.6k ↔; 8-83b.83	F59A	2,911	4	13,8	29

Legende – siehe Kapitel 17 „Legende zu den Kodierbeispielen".

10.1.7 Thrombaspiration, Thrombektomie & Rotationsthrombektomie

Die mechanische Entfernung eines Thrombus aus einem Gefäß bezeichnet man als Thrombektomie. Dazu gibt es eine Vielzahl von Systemen, die letztlich alle (mit einer Ausnahme) unter folgendem OPS zusammengefasst sind:

8-836.8- Thrombektomie

Die Ausnahme besteht in der Rotationsthrombektomie, die ein spezielles Verfahren darstellt, bei dem Teilaspekte, die bei der Thrombektomie einzeln kombiniert werden, zusammengefasst werden. Dafür gibt es den OPS:

8-836.p- Rotationsthrombektomie

Die folgende Tabelle gibt eine kurze Zusammenstellung der für Thrombaspiration, Thrombektomie und Rotationsthrombektomie verfügbaren Materialien:

Bezeichnung	Zugang	Hersteller
Rotationsthrombektomiesysteme (häufig in Kombination mit lokaler Lyse)		
Straub-Rotarex-Katheter	6/8F	Straub
Aspirex Katheter (0.035")	6/8/10F	Straub
Angio-Jet Zelante DVT	8F	Boston Scientific
Trerotola (Dialyseshunts)	5/7F	Arrow
Hydrolyzer (0.020")	6/7F	Cordis
Amplatz Clot Buster	7F	Bard
Standard-Guiding-Katheter	5–8F	Divers

Während es für die Koronargefäße einen eigenständigen OPS für die Thrombaspiration gibt, wird die Thrombaspiration peripherer Gefäße über die 8-836.8 erfasst. Dafür gibt es im Gegenzug einige Zusatzschlüssel für die 8-836.8, die einzelne Teilaspekte gesondert erfassen. Das wären:

- Die Verwendung eines hydrodynamischen Thrombektomiesystems ist gesondert zu kodieren (8-83b.4), wobei inklusiv der Hochdruck-Wasserjet-Katheter zur Thrombektomie damit verschlüsselt werden kann.
- Die Verwendung eines Mikrodrahtretriever-Systems ist gesondert zu kodieren (8-83b.8).
- Die Verwendung eines flexiblen intrakraniellen Aspirationsmikrokathetersystems ist gesondert zu kodieren (8-83b.d).

Im Einzelnen sind das folgende OPS:

8-83b.4 Verwendung eines hydrodynamischen Thrombektomie-systems

8-83b.8 Verwendung eines Mikrodrahtretriever-Systems zur Thrombektomie oder Fremdkörperentfernung

8-83b.80 1 Mikrodrahtretriever-System

8-83b.82 2 Mikrodrahtretriever-Systeme

8-83b.83 3 oder mehr Mikrodrahtretriever-Systeme

8-83b.d Verwendung von flexiblen intrakraniellen Aspirations-mikrokathetersystemen

Im Folgenden noch eine Übersicht über häufige oder vorstellbare Fälle mit Thrombektomie:

HD	PCCL	OPS	DRG	RG	uGVD - 1	mVD	oGVD + 1
I70.23	0-3	3-607↔; 8-836.8k ↔	F59D	0,946	1	3,8	9
		3-607↔; 8-836.8k ↔; 8-83b.4	F59C	1,255	1	4,3	10
		3-607↔; 8-836.pk ↔	F59A	2,911	4	13,8	29
	4	3-607↔; 8-836.8k ↔	F59A	2,911	4	13,8	29
		3-607↔; 8-836.8k ↔; 8-83b.4	F59A	2,911	4	13,8	29
		3-607↔; 8-836.pk ↔	F59A	2,911	4	13,8	29

HD	PCCL	OPS	DRG	RG	uGVD - 1	mVD	oGVD + 1
I70.24	0-3	3-607↔; 8-836.8c ↔	F59D	0,946	1	3,8	9
		3-607↔; 8-836.8c ↔;8-83b.4	F59C	1,255	1	4,3	10
		3-607↔; 8-836.pc ↔	F59A	2,911	4	13,8	29
	4	3-607↔; 8-836.8c ↔	F59A	2,911	4	13,8	29
		3-607↔; 8-836.8c ↔; 8-83b.4	F59A	2,911	4	13,8	29
		3-607↔; 8-836.pc ↔	F59A	2,911	4	13,8	29
I70.25	0-3	3-607↔; 8-836.8h ↔	F59B	1,855	2	8,4	18
		3-607↔; 8-836.8h ↔; 8-83b.4	F59B	1,855	2	8,4	18
		3-607↔; 8-836.ph ↔	F59A	2,911	4	13,8	29
	4	3-607↔; 8-836.8h ↔	F59A	2,911	4	13,8	29
		3-607↔; 8-836.8h ↔; 8-83b.4	F59A	2,911	4	13,8	29
		3-607↔; 8-836.ph ↔	F59A	2,911	4	13,8	29

HD	PCCL	OPS	DRG	RG	uGVD -1	mVD	oGVD +1
I65.2	0-3	3-601; 8-836.81 ↔; 8-83b.9	B04C	1,572	1	4,4	10
		3-601; 8-836.p1 ↔; 8-83b.9	B04C	1,572	1	4,4	10
	4	3-601; 8-836.81 ↔; 8-83b.9	B04A	4,485	3	13,2	26
		3-601; 8-836.p1 ↔; 8-83b.9	B04A	4,485	3	13,2	26

Legende – siehe Kapitel 17 „Legende zu den Kodierbeispielen".

10.1.8 Medikamentöse Thrombolyse

Für die medikamentöse Thrombolyse gibt es einen eigenen OPS, der im Gegensatz zum Koronargefäßsystem nicht nach der Anzahl der Gefäße trennt. Indirekt wäre das natürlich über die Verwendung einzelner Schlüssel für jedes Gefäß möglich, allerdings dürfte sich die Häufigkeit einer lokalen Mehretagen-Lyse in Grenzen halten. Der OPS lautet:

8-836.7   Selektive Thrombolyse

Wird bei der Thrombolyse ein ultraschallgestütztes System angewandt, so kann dies seit 2014 als Zusatz-Schlüssel zu der 8-836.7 angegeben werden:

8-83b.j   Verwendung eines ultraschallgestützten Thrombolysesystems

McNamara Lyse Katheter, 0.035", OTW	Covidien
UniFuse Lysekatheter, 0.035", OTW, shaft length: 45, 90, 135 cm	Angiodynamics

SpeedLyser® PRO™ Infusion System, 0.018", OTW	Angiodynamics
LogLyseKatheter, 0.035", OTW, shaft length:110 cm	Optimed

Dabei wird das zur Lyse verwendete Medikament nicht gesondert kodiert, da es für die gängigen Thrombolytika keinen eigenständigen OPS gibt. Auch hier noch ein paar kurze Groupier-Beispiele:

HD	PCCL	OPS	DRG	RG	uGVD -1	mVD	oGVD +1
I70.23	0-3	3-607↔; 8-836.7k ↔	F59B	1,855	2	8,4	18
		3-607↔; 8-836.7k ↔; 8-836.0s ↔; 8-840.0s ↔	F59B	1,855	2	8,4	18
		3-607↔; 8-836.7k ↔; 8-836.8k ↔; 8-836.0s ↔; 8-840.0s ↔	F59B	1,855	2	8,4	18
	4	3-607↔; 8-836.7k ↔	F59A	2,911	4	13,8	29
		3-607↔; 8-836.7k ↔; 8-836.0s ↔; 8-840.0s ↔	F59A	2,911	4	13,8	29
		3-607↔; 8-836.7k ↔; 8-836.8k ↔; 8-836.0s ↔; 8-840.0s ↔	F59A	2,911	4	13,8	29

HD	PCCL	OPS	DRG	RG	uGVD - 1	mVD	oGVD + 1
I70.24	0-3	3-607↔; 8-836.7c ↔	F14B	2,438	3	11,1	23
		3-607↔; 8-836.7c ↔; 8-836.0c ↔; 8-840.0c ↔	F14B	2,438	3	11,1	23
		3-607↔; 8-836.7c ↔; 8-836.8c ↔; 8-836.0c ↔; 8-840.0c ↔	F14B	2,438	3	11,1	23
	4	3-607↔; 8-836.7c ↔	F14A	4,305	6	21,2	39
		3-607↔; 8-836.7c ↔; 8-836.0c ↔; 8-840.0c ↔	F14A	4,305	6	21,2	39
		3-607↔; 8-836.7c ↔; 8-836.8c ↔; 8-836.0c ↔; 8-840.0c ↔	F14A	4,305	6	21,2	39

HD	PCCL	OPS	DRG	RG	uGVD - 1	mVD	oGVD + 1
I70.25	0-3	3-607↔; 8-836.7h ↔	F59B	1,855	2	8,4	18
		3-607↔; 8-836.7h ↔; 8-836.0q ↔; 8-840.0q ↔	F59B	1,855	2	8,4	18
		3-607↔; 8-836.7h ↔; 8-836.8h ↔; 8-836.0q ↔; 8-840.0q ↔	F59B	1,855	2	8,4	18
	4	3-607↔; 8-836.7h ↔	F59A	2,911	4	13,8	29
		3-607↔; 8-836.7h ↔; 8-836.0q ↔; 8-840.0q ↔	F59A	2,911	4	13,8	29
		3-607↔; 8-836.7h ↔; 8-836.8h ↔; 8-836.0q ↔; 8-840.0q ↔	F59A	2,911	4	13,8	29

HD	PCCL	OPS	DRG	RG	uGVD - 1	mVD	oGVD + 1
I65.2	0-3	3-601; 8-836.71 ↔; 8-83b.9	B04D	1,487	1	5,7	10
		3-601; 8-836.71 ↔; 8-83b.9; 8-836.0m ↔; 8-840.0m ↔	B04C	1,572	1	4,4	10
	4	3-601; 8-836.71 ↔; 8-83b.9	B04A	4,485	3	13,2	26
		3-601; 8-836.71 ↔; 8-83b.9; 8-836.0m ↔; 8-840.0m ↔	B04A	4,485	3	13,2	26

Legende – siehe Kapitel 17 „Legende zu den Kodierbeispielen".

10.1.9 Embolieprotektionssysteme

Embolieprotektionssysteme werden bezüglich des Gefäßsystems (arteriell vs. venös) unterschieden. Daher gibt es zwei OPS:

8-83b.9 Einsatz eines Embolieprotektionssystems
(Exkl.: Perkutane Einführung eines Vena-cava-Filters (8-839.1))

8-839.1 Perkutane Einführung eines Antiembolie-Schirmes
(Inkl.: Perkutane Einführung eines Vena-cava-Filters)

Die 8-83b.9 hat keine Splitrelevanz, während in der Angiologie die 8-839.1 Bestandteil der Definitionstabellen der Basis-DRG F59 – und unter Umständen auch der Basis-DRG F14 ist.

Verfügbare Materialien im arteriellen System sind z.B.:

A) Distale Okklusionsballons	
Mo.Ma Ultra proximal cerebral protection system (0.035")	Medtronic
TriActive (0.014")	ProGuard
B) Filtersysteme	
RX Accunet Embolic Protection System (0.014")	Abbott
Emboshield NAV6 Embolic Protection System (0.014")	Abbott
Robin RX/OTW (0.014")	Balton
Filterwire EZ, Embolic Protection System (0.014")	Boston scientific
Paladin, Post Dilation Balloon system with embolic protection	Contego
Angioguard RX Emboli capture Guidewire system	Cordis
Gore embolic filter Device	Gore
Spider FX Embolic Protection device (0.014"/0.018")	Medtronic

10.1.10 Intraarterielle Spasmolyse

Den OPS der intraarteriellen Spasmolyse findet man nicht in der 8-836, sondern in der 8-83c (andere perkutan-transluminale Gefäßinterventionen). Die 8-83c enthält folgende Hinweise:
- Ein Kode aus diesem Bereich ist auch zu verwenden, wenn eine der aufgeführten Prozeduren im Rahmen einer Hybridchirurgie eingesetzt wird
- Die Anwendung eines Embolieprotektionssystems ist gesondert zu kodieren (8-83b.9).

Für die Spasmolyse stehen 2 OPS zur Verfügung – einer für die zerebralen Gefäße und einer für die sonstigen Gefäße. Beide OPS trennen nach der Anzahl der Gefäße, wobei bis zu 3 verschlüsselbar sind:

8-83c.6   Intraarterielle Spasmolyse bei zerebrovaskulären Vaso-
spasmen

Hinw.: Die Verwendung eines Modellierballons ist gesondert zu kodieren (8-83b.5 ff.).

8-83c.60 1 Gefäß
8-83c.61 2 Gefäße
8-83c.62 3 und mehr Gefäße

8-83c.7   Intraarterielle Spasmolyse an sonstigen Gefäßen
8-83c.70 1 Gefäß
8-83c.71 2 Gefäße
8-83c.72 3 und mehr Gefäße

Für die 8-83c.7 muss das Exklusivum beachtet werden, dass die einmalige Anwendung zu diagnostischen Zwecken im Rahmen eines anderen Eingriffs nicht über diesen OPS verschlüsselt werden darf. Da aber dafür kein spezifischer OPS vorhanden ist, kann dieser Sachverhalt gar nicht abgebildet werden. Für die Verschlüsselung ist es außerdem wichtig zu beachten, dass die gesamte 8-83c folgende Exklusiva hat:
- Perkutan-transluminale Gefäßintervention an Gefäßen des Lungenkreislaufes (8-838)
- Perkutan-transluminale Gefäßintervention an Herz und Koronargefäßen (8-837)
- Endovaskuläre Implantation von Stent-Prothesen (538a)
- Perkutan-transluminale Stentimplantation (8-84 ff.)

Sollte also die Spasmolyse als Teil einer dieser Prozeduren angewendet werden, kann sie nicht über die 8-83c verschlüsselt werden. Ist sie dagegen eine eigenständige Prozedur, die aus einer Notwendigkeit (z. B. nachgewiesener Arterienspasmus) im Rahmen einer dieser Prozeduren angewendet werden, dann kann sie verschlüsselt werden. Da hier die Grenzen fein sind, muss besonders Wert auf die Befunddokumentation gelegt werden.

Außerdem kann im Sinne der DKR P001 und P003 eine intraarterielle Spasmolyse nur dann kodiert werden, wenn sie eben nicht systematisch Bestandteil der Prozedur ist. Wenn man also z. B. nach Legen der Schleuse in die periphere Arterie IMMER Nitro i. a. spritzen würde, dann wäre dies systematischer Bestandteil der Prozedur und damit nicht verschlüsselbar.

Nachfolgend noch einige Groupier-Beispiele für Interventionen mit intraarterieller Spasmolyse:

HD	PCCL	OPS	DRG	RG	uGVD - 1	mVD	oGVD + 1
I70.23	0-3	3-607↔; 8-83c.70 ↔	F59D	0,946	1	3,8	9
		3-607↔; 8-83c.70 ↔; 8-836.0c ↔	F59D	0,946	1	3,8	9
	4	3-607↔; 8-83c.70 ↔	F59A	2,911	4	13,8	29
		3-607↔; 8-83c.70 ↔; 8-836.0c ↔	F59A	2,911	4	13,8	29
I70.24	0-3	3-607↔; 8-83c.70 ↔	F59D	0,946	1	3,8	9
		3-607↔; 8-83c.70 ↔; 8-836.0s ↔	F59D	0,946	1	3,8	9
	4	3-607↔; 8-83c.70 ↔	F59A	2,911	4	13,8	29
		3-607↔; 8-83c.70 ↔; 8-836.0s ↔	F59A	2,911	4	13,8	29

HD	PCCL	OPS	DRG	RG	uGVD - 1	mVD	oGVD + 1
I70.25	0-3	3-607↔; 8-83c.70 ↔	F59B	1,855	2	8,4	18
		3-607↔; 8-83c.70 ↔; 8-836.0q ↔	F59B	1,855	2	8,4	18
	4	3-607↔; 8-83c.70 ↔	F59A	2,911	4	13,8	29
		3-607↔; 8-83c.70 ↔; 8-836.0q ↔	F59A	2,911	4	13,8	29
I65.2	0-3	3-601; 8-83c.60 ↔	B20E	1,936	2	8,5	18
		3-601↔; 8-83c.60↔; 8-836.p1 ↔; 8-836.0m ↔; 8-83b.9	B20E	1,936	2	8,5	18
	4	3-601; 8-83c.60 ↔	B02D	4,026	3	12,5	27
		3-601; 8-83c.60↔; 8-836.p1 ↔; 8-836.0m ↔; 8-83b.9	B04A	4,485	3	13,2	26
K55.0	0-3	3-604; 8-83c.70	802C	1,314	2	8,5	20
		3-604	G70B	0,818	1	6,1	13
	4	3-604; 8-83c.70	802C	1,314	2	8,5	20
		3-604	G64A	1,700	3	12,3	25

Legende – siehe Kapitel 17 „Legende zu den Kodierbeispielen".

10.1.11 Selektive Embolisation

Die selektive Embolisation bewegt sich sicherlich im Grenzgebiet zwischen der Angiologie und der interventionellen Radiologie. Grundsätzlich unterscheidet der OPS-Katalog folgende selektiven Embolisationen:

8-836.9- Selektive Embolisation mit embolisierenden Flüssigkeiten

Hinw.: Die Art der verwendeten embolisierenden Flüssigkeiten ist gesondert zu kodieren (8-83b.2).

8-836.b- Selektive Embolisation mit ablösbaren Ballons

Hinw.: Die Anzahl der ablösbaren Ballons ist gesondert zu kodieren (8-83b.6).

8-836.c- Selektive Embolisation mit Schirmen
8-836.k- Selektive Embolisation mit Partikeln

Hinw.: Die Art der verwendeten Partikel ist gesondert zu kodieren (8-83b.1).

8-836.m- Selektive Embolisation mit Metallspiralen

Hinw.: Die Anzahl der verwendeten Metallspiralen ist unter 8-836.n ff. zu kodieren.

Die Art der verwendeten Metallspiralen ist gesondert zu kodieren (8-83b.3).

Die Verwendung eines Modellierballons ist gesondert zu kodieren (8-83b.5).

Außerdem kann noch die Verwendung eines katheterbasierten Infusionssystems mit dynamischer, expandierbarer Spitze zur selektiven Embolisation über die 8-83b.k verschlüsselt werden:

8-83b.k   Verwendung eines katheterbasierten Infusionssystems mit dynamischer, expandierbarer Spitze zur selektiven Embolisation

Vor dem Hintergrund der Vielzahl der Materialien, Kombinationsmöglichkeiten der Embolisation und der Fachgebietsüberschreitung verzichten wir an dieser Stelle auf die Tabellen zu Materialien und Groupierbeispielen.

10.1.12 Kryoplastie

Die Kryoplastie verbindet das Verfahren der herkömmlichen PTA mit der kontrollierten Anwendung von Kälte durch flüssiges Stickstoffoxid. Mithilfe des flüssigen Stickstoffoxids wird die Gefäßwand auf unter 0 Grad abgekühlt. So soll die gefrorene Gefäßwand von dem gekühlten Ballon gleichmäßiger und damit effektiver ‚geknackt' und gleichzeitig die Entzündungsreaktion verhindert werden. Dieses Interventionsverfahren wird derzeit nur von sehr wenigen Zentren angeboten und seine Überlegenheit ist nicht vollständig geklärt.

Für dieses Verfahren gibt es einen eigenen OPS:
8-836.r-   Kryoplastie

Beigefügt noch einige Groupier-Beispiele für die pAVK:

HD	PCCL	OPS	DRG	RG	uGVD - 1	mVD	oGVD + 1
I70.23	0-3	3-607↔; 8-836.rk ↔	F56B	1,238	1	4	9
		3-607↔; 8-836.rk ↔; 8-836.0s ↔; 8-840.0s ↔	F56B	1,238	1	4	9
	4	3-607↔; 8-836.rk ↔	F59A	2,911	4	13,8	29
		3-607↔; 8-836.rk ↔; 8-836.0s ↔; 8-840.0s ↔	F59A	2,911	4	13,8	29
I70.24	0-3	3-607↔; 8-836.rc ↔	F56B	1,238	1	4	9
		3-607↔; 8-836.rc ↔; 8-836.0c ↔; 8-840.0c ↔	F56B	1,238	1	4	9
	4	3-607↔; 8-836.rc ↔	F59A	2,911	4	13,8	29
		3-607↔; 8-836.rc ↔; 8-836.0c ↔; 8-840.0c ↔	F59A	2,911	4	13,8	29

HD	PCCL	OPS	DRG	RG	uGVD - 1	mVD	oGVD + 1
I70.25	0-3	3-607↔; 8-836.rh ↔	F59B	1,855	2	8,4	18
		3-607↔; 8-836.rh ↔; 8-836.0q ↔; 8-840.0q ↔	F59B	1,855	2	8,4	18
	4	3-607↔; 8-836.rh ↔	F59A	2,911	4	13,8	29
		3-607↔; 8-836.rh ↔; 8-836.0q ↔; 8-840.0q ↔	F59A	2,911	4	13,8	29

Legende – siehe Kapitel 17 „Legende zu den Kodierbeispielen".

10.1.13 Drahtsysteme zur perkutanen Passage organisierter Verschlüsse

Gelegentlich steht man in der Peripherie vor der Situation, dass man den Draht nicht über die Läsion bekommt. Dies ist analog zur CTO (chronisch totale Okklusion) bei den Koronargefäßen zu sehen. Zur Überwindung solcher Läsionen gibt es verschiedene Systeme, deren OPS sich nach dem mechanischen Prinzip richtet:

8-83b.a   Verwendung von Rekanalisationssystemen zur perkutanen Passage organisierter Verschlüsse

8-83b.a0   System zur Mikro-Dissektion

8-83b.a1   Spezielles Nadelsystem zur subintimalen Rekanalisation

8-83b.a2   Mechanisches Radiofrequenz-System

8-83b.ax   Sonstige Drahtsysteme

Alle diese OPS sind reine Materialschlüssel, also obligat mit einer Intervention zu verbinden. Folgende Tabelle gibt einen kurzen Überblick über die verfügbaren Systeme:

Name	Hersteller	Zugang	Größe
Systeme zur Mikro-Dissektion (8-83b.a0)			
Ocelot, working length: 110 cm	Avinger	6F	0.014"
Frontrunner XP CTO catheter	Cordis	6F	0.014"
Crosser	Bard	5F 6F	0.014", OTW/RX, 0.018" RX
Power Wire Radiofrequency Guidewire	Baylis Medical Company	n.n.	0.035"
TruePath CTO Device, 0.018", shaft length: 165 cm	Boston Scientific	n.n.	0.018"
Viance Crossing catheter, working length: 150 cm	Covidien	5F	0.014"
Spezielle Nadelsysteme zur subintimalen Rekanalisation (8-83b.a1)			
Outback LTD	Cordis	6F	0.014"
Offroad, shaft length: 70, 100 cm	Boston Scientific	6F	0.035", 0.014"
Enteer Reentry system, shaft length: 135, 150 cm	Covidien	5F	0.014", 0.018"
Pioneer plus, shaft length: 120 cm	Medtronic	6F	0.014"

Derzeit hat nur die 8-83b.a1 eine Groupierrelevanz – alle anderen Schlüssel nicht. Ihr Einsatz führt also nicht zu einer Änderung der DRG. Das sollte selbstverständlich weiterhin nicht von ihrer Verschlüsselung abhalten, denn nur so kann das InEK die nötigen Finanzdaten zusammentragen, um diesen Zustand zu ändern. Beigefügt noch die entsprechende Groupierung:

HD	PCCL	OPS	DRG	RG	uGVD -1	mVD	oGVD +1
I70.23	0-3	3-607↔; 8-836.0s ↔	F59D	0,946	1	3,8	9
		3-607↔; 8-836.0s ↔; 8-83b.a1 ↔	F59B	1,855	2	8,4	18
	4	3-607↔; 8-836.0s ↔	F59A	2,911	4	13,8	29
		3-607↔; 8-836.0s ↔; 8-83b.a1 ↔	F59A	2,911	4	13,8	29
I70.24	0-3	3-607↔; 8-836.0s ↔	F59D	0,946	1	3,8	9
		3-607↔; 8-836.0s ↔; 8-83b.a1 ↔	F59B	1,855	2	8,4	18
	4	3-607↔; 8-836.0s ↔	F59A	2,911	4	13,8	29
		3-607↔; 8-836.0s ↔; 8-83b.a1 ↔	F59A	2,911	4	13,8	29
I70.25	0-3	3-607↔; 8-836.0s ↔	F59B	1,855	2	8,4	18
		3-607↔; 8-836.0s ↔; 8-83b.a1 ↔	F59B	1,855	2	8,4	18
	4	3-607↔; 8-836.0s ↔	F59A	2,911	4	13,8	29
		3-607↔; 8-836.0s ↔; 8-83b.a1 ↔	F59A	2,911	4	13,8	29

Legende – siehe Kapitel 17 „Legende zu den Kodierbeispielen".

10.2 Perkutan transluminale Interventionen an Gefäßen des Lungenkreislaufs

Perkutan transluminale Eingriffe an Gefäßen des Lungenkreislaufs sind in der Routine-Angiologie des Erwachsenen eher selten. Auf die pädiatrische Angiologie soll an dieser Stelle nicht eingegangen werden.

Zunehmend stellen sich jedoch zwei große Themenfelder beim erwachsenen Patienten dar, die in den interventionellen Fokus rücken: Die Intervention an den Pulmonalvenen nach Eingriffen zur Kontrolle von Vorhofflimmern (z. B. einer Pulmonalvenenisolation) und die interventionelle Therapie der Lungenarterienembolie.

Für die Eingriffe an den Lungengefäßen existiert eine eigene Gruppe, die 8-838 (Perkutan-transluminale Gefäßintervention an Gefäßen des Lungenkreislaufes). Grundsätzlich ist die thematische Aufteilung der Schlüssel für die Lungengefäße sehr ähnlich zu der oben dargestellten Systematik für die peripheren Gefäße (8-836), wird jedoch um einige Interventionsbesonderheiten bei Kindern erweitert.

A propos Kinder: Im Sinne der OPS ist man mit Beginn des 19. Lebensjahres erwachsen, davor gehört man zu „Kinder/Jugendliche" (7. bis 18. Lebensjahr) und davor zu den Kleinkindern (zweites bis sechstes Lebensjahr).

Auch für die 8-838 wird die Lokalisation des Eingriffs an 6. Stelle angegeben, wobei folgende Liste gilt:

0	Pulmonalarterie
1↔	Pulmonalvene
2	Aortopulmonale Kollateralgefäße (MAPCA)
3	Gefäßmalformationen
4	Künstliche aortopulmonale Shunts
5	Künstliche Gefäße
X↔	Sonstige

Im Einzelnen gibt es folgende OPS für Interventionen im Lungenkreislauf:

8-838.0- Angioplastie (Ballon)

8-838.1- Blade-Angioplastie (Cutting-balloon)

8-838.2- Laser-Angioplastie

8-838.3- Einlegen eines Stents (Exkl.: Einlegen eines großlumigen Stent (8-838.e ff., 8-838.g ff.))

8-838.4- Einlegen mehrerer Stents (Exkl.: Einlegen von 2 und mehr großlumigen Stents (8-838.f ff., 8-838.h ff.))

8-838.5- Fremdkörperentfernung

8-838.6- Selektive Thrombolyse

8-838.7- Thrombusfragmentation

Hinw.: Die Verwendung eines hydrodynamischen Thrombektomiesystems ist gesondert zu kodieren (8-83b.4), Die Verwendung eines Mikrodrahtretriever-Systems ist gesondert zu kodieren (8-83b.8).

8-838.8- Selektive Embolisation mit embolisierenden Flüssigkeiten

---

Hinw.: Die Art der verwendeten embolisierenden Flüssigkeiten ist gesondert zu kodieren (8-83b.2).

8-838.9- Selektive Embolisation mit Partikeln oder Metallspiralen

---

Hinw.: Die Anzahl der verwendeten Metallspiralen ist unter 8-836.n ff. zu kodieren.

8-838.a- Selektive Embolisation mit ablösbaren Ballons

Hinw.: Die Anzahl der ablösbaren Ballons ist gesondert zu kodieren (8-83b.6).

8-838.b- Selektive Embolisation mit Schirmen

8-838.c- Implantation eines intraluminalen druckreduzierenden Systems

8-838.d- Rotationsthrombektomie [6. Stelle: 0,5,x]

8-838.e- Einlegen eines ungecoverten großlumigen Stents

Hinw.: Großlumige Stents beginnen für Erwachsene bei einem Durchmesser von mehr als 16 mm und für Kinder bei einem Durchmesser von mehr als 8 mm.

8-838.f- Einlegen von 2 und mehr ungecoverten großlumigen Stents

---

Hinw.: Großlumige Stents beginnen für Erwachsene bei einem Durchmesser von mehr als 16 mm und für Kinder bei einem Durchmesser von mehr als 8 mm.

8-838.g- Einlegen eines gecoverten großlumigen Stents

Hinw.: Großlumige Stents beginnen für Erwachsene bei einem Durchmesser von mehr als 16 mm und für Kinder bei einem Durchmesser von mehr als 8 mm.

8-838.h- Einlegen von 2 und mehr gecoverten großlumigen Stents

---

Hinw.: Großlumige Stents beginnen für Erwachsene bei einem Durchmesser von mehr als 16 mm und für Kinder bei einem Durchmesser von mehr als 8 mm.

8-838.j Implantation eines Drucksensors in die Pulmonalarterie
(Exkl.: Legen eines Katheters in die A. pulmonalis (8-832.0))

8-838.k- Einlegen eines ungecoverten Wachstumsstents
(Inkl.: Cheatham-Platinum-Stent)

8-838.m-Einlegen eines gecoverten Wachstumsstents
(Inkl.: Cheatham-Platinum-Stent)

8-838.x- Sonstige

8-838.y   N. n. bez.

Anbei noch eine kurze Tabelle mit Groupier-Beispielen für oben erwähnte Fallkonstellationen beim Erwachsenen:

HD	PCCL	OPS	DRG	RG	uGVD - 1	mVD	oGVD + 1
I26.0	0–3	1-276.0	E64A	1,061	2	8,1	17
		1-276.0; 8-838.60	E02B	2,472	4	15,1	30
	4	1-276.0	E64A	1,061	2	8,1	17
		1-276.0; 8-838.60	E02B	2,472	4	15,1	30
I28.8	0–3	3-611.1	F75D	0,782	1	5,4	13
		3-611.1; 8-838.31↔	F19C	1,804	1	4,5	11
		3-611.1; 8-838.41↔	F19C	1,804	1	4,5	11
	4	3-611.1	F75A	2,005	4	13,9	28
		3-611.1; 8-838.31↔	F19A	3,013	2	8,6	22
		3-611.1; 8-838.41↔	F19A	3,013	2	8,6	22

Legende – siehe Kapitel 17 „Legende zu den Kodierbeispielen".

10.3   Perkutan-transluminale Stentimplantation

Aufgrund der Vielzahl der Möglichkeiten erstrecken sich die OPS für die perkutan transluminale Stentimplantation außerhalb der

Koronar- und Lungengefäße von der 8-840 (Perkutan-transluminale Implantation von nicht medikamentenfreisetzenden Stents) bis zur 8-84b (Perkutan-transluminale Implantation von Stents zur Strömungslaminierung bei Aneurysmen).

Dabei ist die Lokalisation für die Kodes 8-840 bis 8-846 und 8-848 bis 8-84b nach folgender Liste zu kodieren:

0	Gefäße intrakraniell
2↔	Gefäße Schulter und Oberarm
3↔	Gefäße Unterarm
4	Aorta
5	Aortenisthmus
6	Ductus arteriosus apertus
7	V. cava
8↔	Andere Gefäße thorakal
a	Gefäße viszeral
c↔	Gefäße Unterschenkel
d	Gefäßmalformationen
e	Künstliche Gefäße
f	Gefäße spinal
g	V. portae
h↔	A. carotis n. n. bez.
j↔	A. carotis communis
k↔	A. carotis interna extrakraniell
m↔	A. carotis interna extrakraniell mit A. carotis communis
n↔	A. carotis externa
p↔	A. vertebralis extrakraniell
q↔	Andere Arterien abdominal und pelvin
r↔	Andere Venen adominal und pelvin
s↔	Arterien Oberschenkel
t↔	Venen Oberschenkel
x↔	Sonstige

10.3.1 Perkutan-transluminale Implantation von nicht medikamentenfreisetzenden Stents

Stents werden gelegentlich im Anschluss an eine PTA implantiert, um das Ergebnis zu sichern. Dabei ist sicherlich der Anteil der nicht medikamentenfreisetzenden Stents klar höher als der der medikamentenfreisetzenden. Verschlüsselt wird über die 8-840 (Perkutan-transluminale Implantation von nicht medikamentenfreisetzenden Stents), wobei die Anzahl von bis zu 6 Stents getrennt an 5. Stelle erfasst wird:

8-840.0- Perkutan-transluminale Implantation von nicht medikamentenfreisetzenden Stents, ein Stent

8-840.1- Perkutan-transluminale Implantation von nicht medikamentenfreisetzenden Stents, zwei Stents

8-840.2- Perkutan-transluminale Implantation von nicht medikamentenfreisetzenden Stents, drei Stents

8-840.3- Perkutan-transluminale Implantation von nicht medikamentenfreisetzenden Stents, vier Stents

8-840.4- Perkutan-transluminale Implantation von nicht medikamentenfreisetzenden Stents, fünf Stents

8-840.5- Perkutan-transluminale Implantation von nicht medikamentenfreisetzenden Stents, sechs und mehr Stents

Die Verwendung von Stents mit einer Länge von 100 mm und mehr ist dabei gesondert über folgende Materialschlüssel zu erfassen:

8-83b.f-   Länge peripherer Stents

8-83b.f1   100 mm bis unter 150 mm

8-83b.f2   150 mm bis unter 200 mm

8-83b.f3   200 mm bis unter 250 mm

8-83b.f4   250 mm und mehr

Eine Stentart – die aus Einzeldrähten verwobenen Nitinolstents – sind mit einem eigenen Schlüssel erfassbar:

8-84d   (Perkutan-)transluminale Implantation von aus Einzeldrähten verwobenen Nitinolstents

8-84d.0[**] Ein Stent

8-84d.1[**] Zwei Stents

8-84d.2[**] Drei Stents

8-84d.3** Vier Stents
8-84d.4** Fünf Stents
8-84d.5** Sechs oder mehr Stents
** Subklassifikation - 6. Stelle: 2,8,c,e,q,s,x

Die nachfolgende Tabelle gibt einen Überblick über die aktuell verfügbaren nicht medikamentenfreisetzenden Stents:

Name	Hersteller	Zugang	Größe
Ballon-expandierend			
Omnilink Elite Peripheral Stent System, 0.035", OTW, shaft length: 80, 135 cm	Abbott	6F	4.0-10.0 mm x 12, 16, 19, 29, 39, 59 mm
RX Herculink Elite Peripheral Stent System, 0.014", shaft length: 80, 135 cm	Abbott	5F	4.0-7.0 mm x 12, 15, 18 mm
Facile Inert Peripheral stent implantation system, 0.035", OTW, shaft length: 75, 115, 150 cm	Amg international GmbH	6-8F	5.0-12.0 mm x 18, 28, 38, 48, 58 mm
Thalis Flex Peripheral stent implantation system, 0.018", 0.035", OTW, shaft length: 80, 120, 135 cm	Amg international GmbH	5-7F	5.0-10.0 mm x 17, 26, 36 mm
Andra Stent L, 0.035", OTW	Andramed GmbH	7/8F	8.0-18.0 mm x 13, 17, 21, 26 mm
Andra Stent XL, 0.035", OTW	Andramed GmbH	9/10F	15-25 mm x 13, 17, 21, 26, 30, 35, 39, 43, 48, 57 mm
Andra Stent XXL, 0.035", OTW	Andramed GmbH	11/12F	20-32 mm x 17, 21, 26, 30, 35, 39, 43, 48, 57 mm
Optimus, 0.035", OTW	Andra Tec GmbH	8-12F	8.0-37 mm x 13-57 mm

Name	Hersteller	Zugang	Größe
Optimus CVS, PTFE covered, 0.035", OTW, shaft length: 110 cm	Andra Tec GmbH	9–12F	8.0–35 mm x 13–57 mm
Neptun, 0.035", OTW, shaft length: 80–110 cm	Balton	6–8F	4.0–10.0 mm x 16–80 mm
BeSmooth, 0.035", OTW, shaft length: 75, 120 cm	Bentley/ Innomed	6F	5.0–10.0 mm x 18–58 mm
Valeo, 0.035", OTW, shaft length: 80, 120 cm	Bard	6–7F	6.0–10.0 mm x 18, 26, 36 mm
Dynamic, 0.035", OTW, shaft length: 80, 130 cm	Biotronik	5–10F	5.0–8.0 mm x 15, 25, 38, 56 mm
Pro Kinetic Energy Explorer, 0.014", RX, shaft length: 140 cm	Biotronik	4F	2.0–5.0 mm x 9, 15, 20, 30, 40 mm
Express LD Iliac/Biliary Premounted stent system, 0.035", shaft length: 75, 135 cm	Boston scientific	6–10F	6.0–10.0 mm x 17–57 mm
Flexive Cobalt Chronium Endovascular Stent system, 0.035", shaft length: 80, 120 cm	Boston scientific	6F	5.0–9.0 mm x 20–80 mm
Formula 535 ballon expandable Stent, 0.035", OTW, shaft length: 80, 135 cm	Cook	5–7F	4.0–10.0 mm x 12–60 mm
Formula 418 ballon expandable Stent, 0.018", OTW, shaft length: 80, 135 cm	Cook	5–6F	3.0–8.0 mm x 12–30 mm
Formula 418 ballon expandable Stent, 0.018", RX, shaft length: 80, 135 cm	Cook	5F	4.0–7.0 mm x 12–24 mm
Palmaz Genesis Pro Medium Stent, 0.035", OTW, shaft length: 80, 135 cm	Cordis	6F	4.0–8.0 mm x 15–25 mm
Palmaz Genesis Pro Large Stent, 0.035", OTW, shaft length: 80, 135 cm	Cordis	6–7F	5.0–10.0 mm x 20–80 mm

Name	Hersteller	Zugang	Größe
Palmaz Genesis Slalom Stent, 0.018", OTW, shaft length: 80, 135 cm	Cordis	5–6F	3.0–8.0 mm x 17–40 mm
Palmaz Blue Stent, 0.018", OTW, shaft length: 80, 135 cm	Cordis	5F	4.0–7.0 mm x 15, 17, 20, 25 mm
Palmaz Blue Stent, 0.014", OTW, shaft length: 80, 142 cm	Cordis	4–5F	4.0–7.0 mm x 15, 17, 20, 25 mm
Ghost PV balloon expandable, OTW, 0.018", 0.035", shaft length: 80, 120, 135 cm	Endocor	5–7F	5.0–10.0 mm x 17, 26, 36, 57 mm
Architect, 0.014", shaft length: 142 cm	iVascular	5F	2.0–4.5 mm x 9–39 mm
Restorer, 0.035", shaft length: 80, 140 cm	iVascular	6F	5.0–10.0 mm x 18–58 mm
Assurant Cobalt, 0.035", shaft length: 80, 130 cm	Medtronic	6F	6.0–10.0 mm x 20–60 mm
IntraStent LD Double Strut Stent system, 0.035"	Medtronic	8F	9.0–12 mm x 16–76 mm
IntraStent LD Max Stent system, 0.035"	Medtronic	11F	12 mm x 12–36 mm
IntraStent LD Mega Stent system, 0.035"	Medtronic	9F	9.0–12.0 mm x 16–36 mm
Paramount Mini GPS Stent system, 0.014" and 0.018"	Medtronic	5F	5.0–6.0 mm x 14–21 mm
Paramount Mini GPS balloon expanding, 0.014" and 0.018"	Medtronic	6–7F	5.0–7.0 mm x 14, 18, 21 mm
VisioPro Stent System, 0.035", OTW, shaft length: 80, 135 cm	Medtronic	6/7F	5.0–10.0 mm x 12–57 mm
Peripheral Balloon Expandable Stent System, 0.035", OTW, shaft length: 80, 120 cm	Qualimed	7F	8.0–10.0 mm x 17–57 mm

Name	Hersteller	Zugang	Größe
Peripheral Balloon Expandable Stent System, 0.018", OTW, shaft length: 80, 135 cm	Qualimed	5F	5.0–10.0 mm x 17–57 mm
Tsunami peripheral 0.014", RX, shaft length: 90, 150 cm	Terumo	5–7F	5.0–7.0 mm x 12–18 mm
Prostar, 0.014" and 0.018", RX, shaft length: 75, 135 cm	Vascular concepts	5–6F	4.0–8.00 mm x 8.0–38 mm
Nitinol (selbst–expandierend)			
Absolute Pro Peripheral Self-Expanding stent system, 0.035", OTW, shaft length: 80, 135 cm	Abbott	6F	5.0–10.0 mm x 20–100 mm
Absolute Pro LL Peripheral Self-Expanding stent system, 0.035", OTW, shaft length: 80, 135 cm	Abbott	6F	5.0–8.0 mm x 120, 150 mm
Xpert Pro, 0.018", OTW, shaft length: 80, 90,120, 135 cm	ABBOTT	4/5F	3.0–8.0 mm x 20–100 mm
Supera Stent, 0.018", OTW, shaft length: 80, 120 cm,	ABBOTT	6/7F	4.0–8.0 mm x 20–200 mm
ClaudEX, 0.014", OTW, shaft length: 200 cm,	Amg International GmbH	6F	3.5–4.5 mm x 15–35 mm
Facile Self Expandable Stent System, 0.035", OTW, shaft length: 80, 200 cm	Amg International GmbH	6F	6.0–11.0 mm x 20–150 mm
Facile pp Self Expandable Stent System, 0.035", OTW, shaft length: 80, 200 cm	Amg International GmbH	6F	6.0–11.0 mm x 20–200 mm
I-Flex, 0.018" and 0.035", OTW, shaft length: 80, 120 cm;	AndraTec GmbH	5/6F	5.0–10.0 mm x 20–220 mm
Jaguar, 0.018" and 0.035", OTW, shaft length: 80, 135, 150 cm	Balton	6–8F	4.0–14.0 mm x 15–150 mm
E-Luminexx Stent, 0.035", shaft length: 80, 135 cm;	Bard	6F	4.0–14.0 mm x 20–120 mm

Name	Hersteller	Zugang	Größe
LifeStar Vascular Stent, 0.035", shaft length: 80 cm	Bard	6F	7.0–10.0 mm x 20–100 mm
Life Stent, 0.035", shaft length: 80, 130 cm	Bard	6F	5.0–10.0 mm x 20–80 mm
Life Stent 5F, 0.035", shaft length: 80, 135 cm	Bard	5F	5.0–7.0 mm x 20–170 mm
Life Stent solo, 0.035", shaft length: 80, 100, 135 cm	Bard	6F	6.0–7.0 mm x 200–250 mm
Venovo, 0.035", shaft length: 80 cm	Bard	8–10F	10.0–20.0 mm x 40–160 mm
Astron Pulsar, 0.035", OTW, shaft length: 70, 120 cm	Biotronik	6F	7.0–10.0 mm x 30–80 mm
Astron Pulsar, 0.018", OTW, shaft length: 70, 120 cm	Biotronik	4F	4.0–7.0 mm x 20–80 mm
Pulsar 18, 0.018", OTW, shaft length: 90, 135 cm	Biotronik	4F	4.0–7.0 mm x 20–200 mm
Pulsar 35, 0.035", OTW, shaft length: 90, 135 cm	Biotronik	6F	5.0–7.0 mm x 30–200 mm
Epic, 0.035", OTW, shaft length: 75, 120 cm	Boston Scientific	6F	6.0–12.0 mm x 20–120 mm
Innova, 0.035", OTW, shaft length: 75, 130 cm	Boston Scientific	6F	5.0–8.0 mm x 20–200 mm
Wallstent uni endoprothesis, 0.035", OTW, shaft length: 75, 135 cm	Boston Scientific	6 –11F	5.0–24.0 mm x 20–134 mm
Wallstent RP, 0.035", OTW, shaft length: 75, 130 cm	Boston Scientific	6F	6.0–10.0 mm x 23–69 mm
Wallstent Placehit, 0.035", OTW, shaft length: 75, 130 cm	Boston Scientific	7F	8.0–10.0 mm x 50–90 mm
VascuFlex 5F, 0.035", OTW, shaft length: 80, 120 cm	Braun	5	5.0–10.0 mm x 20–200 mm
VascuFlex 6F, 0.035", OTW, shaft length: 80, 130 cm	Braun	6F	5.0–10.0 mm x 20–200 mm
VascuFlex Aortic, 0.035", OTW, shaft length: 100 cm	Braun	12–16F	14.0–40.0 mm x 70–150 mm

Name	Hersteller	Zugang	Größe
VascuFlex LRF, 0.035", OTW, shaft length: 80, 130 cm	Braun	6F	5.0–10.0 mm x 20–200 mm
VascuFlex Multi LOC (MSDS) 0.035", OTW, shaft length: 80, 130 cm	Braun	6F	5.0–8.0 mm x (13, six stents on a delivery system)
VascuFlex TR/TB, 0.035", OTW, shaft length: 180 cm	Braun	5F	6.0–8.0 mm x 40–80 mm
Zilver Flex 35 vascular stent, 0.035", OTW, shaft length: 80, 125 cm	Cook	6F	5.0–10.0 mm x 20–200 mm
Zilver 518 vascular stent, 0.018", OTW, shaft length: 80, 125 cm	Cook	5F	4.0–10.0 mm x 20–80 mm
Zilver 518 RX vascular stent 0.018", OTW, shaft length: 125 cm	Cook	5F	4.0–10.0 mm x 30–80 mm
Zilver 635 vascular stent, 0.035", OTW, shaft length: 80, 125 cm	Cook	6F	12.0–14.0 mm x 40–80 mm
Zilver Vena 0.035", OTW, shaft length: 80, 120 cm	Cook	7F	14.0–16.0 mm x 6.0–14 cm
Smart Flex Stent system, 0.035", OTW, shaft length: 80, 120 cm	Cordis	6F	5.0–8.0 mm x 30–200 mm
Smart Control Stent system, 0.035", OTW, shaft length: 80, 120 cm	Cordis	6F	6.0–10.0 mm x 20–80 mm
Smart Control Large Stent system, 0.035", OTW, shaft length: 80, 120 cm	Cordis	7F	12.0–14.0 mm x 30–80 mm
Long Smart Control Large Stent system, 0.035", OTW, shaft length: 80, 120 cm	Cordis	6F	6.0–8.0 mm x 20–40 mm
Discovery cm, 0.035", OTW, shaft length: 80, 130 cm	Endocor	6F	5,0–10,0 mm x 30–200 mm
Discovery 5F, 0.018",OTW, shaft length: 80, 120 cm	Endocor	5F	5,0–10,0 mm x 30–200 mm

Name	Hersteller	Zugang	Größe
Resistant 0.035", OTW, shaft length: 80, 135 cm	Eucatech AG	–	4,0–12.0 mm x 20–100 mm
Resistant Camouflage 0.035", OTW, shaft length: 80, 135 cm	Eucatech AG	–	5,0–8.0 mm x 40–100 mm
Gore Tigris Vascular Stent 0.035", OTW, shaft length: 80, 120 cm	Gore	6F	5.0–7.0 mm x 30–100 mm
Gore Tigris Vascular Stent 0.035", OTW, shaft length: 80, 120 cm	Gore	7F	8.0 mm x 30–100 mm
iVolution, 0.035", OTW, shaft length: 80, 140 cm	iVascular	6F	5,0–10,0 mm x 40–200 mm
E-njoy, 0.035", shaft length: 80, 130 cm	Jotec	6F	5.0–10.0 mm x 30–100 mm
Abre venous SE system, 0.035", shaft length: 80, 130 cm	Medtronic	9F	10.0–20.0 mm x 40–150 mm
Complete SE, 0.035", shaft length: 80, 130 cm	Medtronic	6F	4.0–10.0 mm x 20–150 mm
Everflex SE system, 0.035", OTW, shaft length: 80, 120, 150 cm	Medtronic	5F	5.0–8.0 mm x 20–150 mm
Protegee Everflex SE system, 0.035", OTW, shaft length: 80, 120 cm	Medtronic	6F	5.0–8.0 mm x 20–200 mm
Protegee GPS SE system, 0.035", OTW, shaft length: 80, 120 cm	Medtronic	6F	9.0–14.0 mm x 20–80 mm
Sinus XL Stent, 0.035", OTW, shaft length: 100 cm	Optimed	4F	3.0–6.0 mm x 20–80 mm
Sinus XL Flex, 0.035", OTW, shaft length: 100 cm	Optimed	6F	6.0–12.0 mm x 30–80 mm
Sinus XL 6F; 0.035" OTW, shaft length: 100 cm	Optimed	10F	16.0–34.0 mm x 30–100 mm
Sinus DS, 0.035", OTW, shaft length: 85 cm	Optimed	10F	14.0–24.0 mm x 60–150 mm

Name	Hersteller	Zugang	Größe
Sinus Repo 418 Visual, 0.018", OTW, shaft length: 85, 135 cm	Optimed	6F	14.0–16.0 mm x 30–100 mm
Sinus Repo Visual, 0.035", OTW, shaft length: 75, 120 cm	Optimed	4F	4.0–9.0 mm x 15–24 mm
Sinus Superflex 418, 0.018", OTW, shaft length: 180 cm	Optimed	4F	3.0–6.0 x 20–100 mm
Sinus Superflex 518, 0.018", OTW, shaft length: 180 cm	Optimed	6F	6.0,–14.0 mm x 30–100 mm
Sinus Superflex 535, 0.035", OTW, shaft length: 75, 120 cm	Optimed	4F	3.0–8.0 mm x 30–200 mm
Sinus Superflex 635, 0.035", OTW, shaft length: 75, 120 cm	Optimed	5F	6.0–10.0 mm x 40–80 mm
Sinus Superflex Visual, 0.035", OTW, shaft length: 75, 120 cm	Optimed	5F	4.0–10 mm x 30–80 mm
Sinus Superflex Visual; Extra long 6F, 0.035", OTW, shaft length: 75, cm	Optimed	6F	6.0–12 mm x 30–200 mm
Sinus XL Stent long, 0.035", OTW, shaft length: 100 cm	Optimed	6F	6.0–12 mm x 30–80 mm
Bi Directional self expanding stent system, 0.035", OTW (PS), shaft length: 80, 120 cm	Qualimed	6F	6.0–12 mm x 100–200 mm
Peripheral SE Stent system, 0.035", OTW (PSpp), shaft length: 80, 120 cm	Qualimed	10F	16.0–34.0 mm x 30–100 mm
Self Expandable Stent BTK, 0.014", OTW, shaft length: 120, 150 cm	Qualimed	6F	6.0–11.0 mm x 20–150 mm
Misago, 0.035", OTW, shaft length: 135 cm	Terumo	6F	6.0–11.0 mm x 20–200 mm

Name	Hersteller	Zugang	Größe
Bio Mimics 3D SE Stent System, 0.035", OTW, shaft length: 113 cm	Veryan Medical Ltd	6F	5.0–10.0 mm x 40–150 mm
explizit Carotis			
Acculink, 0.014", RX (mono-rail, OC)	Abbott	6F	5.0–10.0 mm x 20–40 mm
Xact Carotid Stent system (Closed cell, tapered), 0.014", shaft length: 136 cm	Abbott	6F	6.0–10.0 mm x 30–40 mm
Vivexx Cylindrical, 0.014", shaft length: 135 cm	Bard	6F	7.0–10.0 mm x 20–40 mm
Vivexx Tapered, 0.014", shaft length: 135 cm	Bard	6F	6.0–8.0, 7.0–9.0, 8.0–10.0 mm x 20–40 mm
Adapt, 0.014", (RX) closed cell, shaft length: 135 cm	Boston Scientific	5F	5.0–12.0 mm x 20–40 mm
Nexstent Carotid Stent, 0.014", (monorail, OC, tapered)	Boston Scientific .	5F	6.0–8.0–8.0–12.0 x 30, 40 mm
Wallstent RX, 0.014", (mono-rail) closed cell, shaft length: 135 cm	Boston Scientific	5F	4.0, 5.0, 6.0, 7.0, 8.0, 9.0 mm x 21, 32, 40 mm
Zilver 518 Carotid Stent System, 0.014"	Cook	6F	4.0–10.0 mm x 20–80 mm
Zilver 518RX Carotid Stent System, 0.014"	Cook	6F	4.0–10.0 mm x 20–80 mm
Precise Pro RX Carotid Stent System, 0.014", (monorail, OC), shaft length: 135 cm	Cordis	6F	4.0–9.0 mm x 20–40 mm
Protégé RX Carotid Stent System, 0.014", (monorail, OC) tapered	Medtronic	5,6F	6.0–10 mm x 30, 40, 50 mm
Protégé RX Carotid Stent System, 0.014", (monorail, OC, straight), shaft length: 135 cm	Medtronic	5,6F	5.0–10.0 mm x 20–40 mm

Name	Hersteller	Zugang	Größe
Sinus Carotid canonical RX, 0.014", tapered, shaft length: 135 cm	Optimed	5F	7.0–11.0 x 20–40 mm
Sinus Carotid RX, 0.014", tapered, shaft length: 135 cm	Optimed	5F	6.0–10.0 mm x 30–40 mm
Roadsaver Stent, 0.014", RX, shaft length: 143 cm	Terumo	5F	6.0–10.0 mm x 16–40 mm
explizit renal			
Radix 2, 0.014", RX, shaft length: 80, 75, 150 cm	Alvimedica	5F	5.0–7.0 mm x 12, 17 mm
Herculink;elite renal, 0.014", RX, shaft length: 80, 135 cm	Abbott	5F	5.0–10.0 mm x 20–40 mm
Nefro C, 0.014", OTW, shaft length: 140 cm	Balton	6F	5.0–7.0 mm x 8.0–25.0 mm
Dynamic Renal, 0.014" RX, shaft length: 80, 140 cm	Biotronik	6F	5.0–7.0 mm x 8–22 mm
Express SD Renal, monorail premounted stent, 0.018", shaft length: 90, 150 cm	Boston Scientific	6F	5.0–7.0 mm x 8–25 mm
Formula 414RX and 418 Renal, 0.014" and 0.018", shaft length: 80, 135 cm	Cook	6–7F	4.5–7.0 mm x 12, 15, 19 mm
Hippocampus; 0.014", RX, shaft length: 80, 145 cm	Medtronic	5/6F	4.5–7.0 mm x 14, 15, 18, 19 mm
Racer RX, 0.014", Co-Cr, shaft length: 80, 130 cm	Medtronic	5/6F	4.0–7.0 mm x 12, 16, 20, 24, 30 mm

Nachfolgende Tabelle gibt häufige Fälle von Stentimplantationen wieder. Hier bitten wir ggf. um Vergleich mit den Tabellen zu den isolierten Interventionen aus der Gruppe 8-836:

HD	PCCL	OPS	DRG	RG	uGVD - 1	mVD	oGVD + 1
170.23	0-3	3-607↔; 8-836.0s ↔; 8-840.0s ↔	F59D	0,946	1	3,8	9
		3-607↔; 8-836.0s ↔; 8-840.1s ↔	F59C	1,255	1	4,3	10
		3-607↔; 8-836.0s ↔; 8-840.2s ↔	F59B	1,855	2	8,4	18
		3-607↔; 8-836.0c ↔; 8-840.0c ↔	F59C	1,255	1	4,3	10
		3-607↔; 8-836.0c ↔; 8-840.1c ↔	F59B	1,855	2	8,4	18
		3-607↔; 8-836.0c ↔; 8-840.2c ↔	F59B	1,855	2	8,4	18
		3-607↔; 8-836.3k ↔; 8-840.0s ↔	F59C	1,255	1	4,3	10
		3-607↔; 8-836.3k ↔; 8-840.1s ↔	F59C	1,255	1	4,3	10
		3-607↔; 8-836.3k ↔; 8-840.2s ↔	F59B	1,855	2	8,4	18
		3-607↔; 8-836.3c ↔; 8-840.0c ↔	F59B	1,855	2	8,4	18
		3-607↔; 8-836.3c ↔; 8-840.1c ↔	F59B	1,855	2	8,4	18
		3-607↔; 8-836.3c ↔; 8-840.2c ↔	F59B	1,855	2	8,4	18

HD	PCCL	OPS	DRG	RG	uGVD - 1	mVD	oGVD + 1
		3-607↔; 8-836.0s ↔; 8-840.0s ↔	F59A	2,911	4	13,8	29
		3-607↔; 8-836.0s ↔; 8-840.1s ↔	F59A	2,911	4	13,8	29
		3-607↔; 8-836.0s ↔; 8-840.2s ↔	F59A	2,911	4	13,8	29
		3-607↔; 8-836.1k ↔; 8-840.0s ↔	F59A	2,911	4	13,8	29
		3-607↔; 8-836.1k ↔; 8-840.1s ↔	F59A	2,911	4	13,8	29
		3-607↔; 8-836.1k ↔; 8-840.2s ↔	F59A	2,911	4	13,8	29
I70.23	4	3-607↔; 8-836.3k ↔; 8-840.0s ↔	F59A	2,911	4	13,8	29
		3-607↔; 8-836.3k ↔; 8-840.1s ↔	F59A	2,911	4	13,8	29
		3-607↔; 8-836.3k ↔; 8-840.2s ↔	F59A	2,911	4	13,8	29
		3-607↔; 8-836.3c ↔; 8-840.0c ↔	F59A	2,911	4	13,8	29
		3-607↔; 8-836.3c ↔; 8-840.1c ↔	F59A	2,911	4	13,8	29
		3-607↔; 8-836.3c ↔; 8-840.2c ↔	F59A	2,911	4	13,8	29

HD	PCCL	OPS	DRG	RG	uGVD -1	mVD	oGVD +1
I70.24	0-3	3-607↔; 8-836.0s ↔; 8-840.0s ↔	F59D	0,946	1	3,8	9
		3-607↔; 8-836.0s ↔; 8-840.1s ↔	F59C	1,255	1	4,3	10
		3-607↔; 8-836.0s ↔; 8-840.2s ↔	F14B	2,438	3	11,1	23
		3-607↔; 8-836.0c ↔; 8-840.0c ↔	F59C	1,255	1	4,3	10
		3-607↔; 8-836.0c ↔; 8-840.1c ↔	F14B	2,438	3	11,1	23
		3-607↔; 8-836.0c ↔; 8-840.2c ↔	F14B	2,438	3	11,1	23
		3-607↔; 8-836.3k ↔; 8-840.0s ↔	F59C	1,255	1	4,3	10
		3-607↔; 8-836.3k ↔; 8-840.1s ↔	F59C	1,255	1	4,3	10
		3-607↔; 8-836.3k ↔; 8-840.2s ↔	F14B	2,438	3	11,1	23
		3-607↔; 8-836.3c ↔; 8-840.0c ↔	F14B	2,438	3	11,1	23
		3-607↔; 8-836.3c ↔; 8-840.1c ↔	F14B	2,438	3	11,1	23
		3-607↔; 8-836.3c ↔; 8-840.2c ↔	F14B	2,438	3	11,1	23

HD	PCCL	OPS	DRG	RG	uGVD -1	mVD	oGVD +1
		3-607↔; 8-836.0s ↔; 8-840.0s ↔	F59A	2,911	4	13,8	29
		3-607↔; 8-836.0s ↔; 8-840.1s ↔	F59A	2,911	4	13,8	29
		3-607↔; 8-836.0s ↔; 8-840.2s ↔	F14A	4,305	6	21,2	39
		3-607↔; 8-836.0c ↔; 8-840.0c ↔	F59A	2,911	4	13,8	29
		3-607↔; 8-836.0c ↔; 8-840.1c ↔	F14A	4,305	6	21,2	39
		3-607↔; 8-836.0c ↔; 8-840.2c ↔	F14A	4,305	6	21,2	39
I70.24	4	3-607↔; 8-836.3k ↔; 8-840.0s ↔	F59A	2,911	4	13,8	29
		3-607↔; 8-836.3k ↔; 8-840.1s ↔	F59A	2,911	4	13,8	29
		3-607↔; 8-836.3k ↔; 8-840.2s ↔	F14A	4,305	6	21,2	39
		3-607↔; 8-836.3c ↔; 8-840.0c ↔	F14A	4,305	6	21,2	39
		3-607↔; 8-836.3c ↔; 8-840.1c ↔	F14A	4,305	6	21,2	39
		3-607↔; 8-836.3c ↔; 8-840.2c ↔	F14A	4,305	6	21,2	39

HD	PCCL	OPS	DRG	RG	uGVD -1	mVD	oGVD +1
170.25	0-3	3-607↔; 8-836.0s ↔; 8-840.0s ↔	F59B	1,855	2	8,4	18
		3-607↔; 8-836.0s ↔; 8-840.1s ↔	F59B	1,855	2	8,4	18
		3-607↔; 8-836.0s ↔; 8-840.2s ↔	F14B	2,438	3	11,1	23
		3-607↔; 8-836.0c ↔; 8-840.0c ↔	F59B	1,855	2	8,4	18
		3-607↔; 8-836.0c ↔; 8-840.1c ↔	F14B	2,438	3	11,1	23
		3-607↔; 8-836.0c ↔; 8-840.2c ↔	F14B	2,438	3	11,1	23
		3-607↔; 8-836.3k ↔; 8-840.0s ↔	F59B	1,855	2	8,4	18
		3-607↔; 8-836.3k ↔; 8-840.1s ↔	F59B	1,855	2	8,4	18
		3-607↔; 8-836.3k ↔; 8-840.2s ↔	F14B	2,438	3	11,1	23
		3-607↔; 8-836.3c ↔; 8-840.0c ↔	F14B	2,438	3	11,1	23
		3-607↔; 8-836.3c ↔; 8-840.1c ↔	F14B	2,438	3	11,1	23
		3-607↔; 8-836.3c ↔; 8-840.2c ↔	F14B	2,438	3	11,1	23

HD	PCCL	OPS	DRG	RG	uGVD - 1	mVD	oGVD + 1
		3-607↔; 8-836.0s ↔; 8-840.0s ↔	F59A	2,911	4	13,8	29
		3-607↔; 8-836.0s ↔; 8-840.1s ↔	F59A	2,911	4	13,8	29
		3-607↔; 8-836.0s ↔; 8-840.2s ↔	F14A	4,305	6	21,2	39
		3-607↔; 8-836.0c ↔; 8-840.0c ↔	F59A	2,911	4	13,8	29
		3-607↔; 8-836.0c ↔; 8-840.1c ↔	F14A	4,305	6	21,2	39
		3-607↔; 8-836.0c ↔; 8-840.2c ↔	F14A	4,305	6	21,2	39
I70.25	4	3-607↔; 8-836.3k ↔; 8-840.0s ↔	F59A	2,911	4	13,8	29
		3-607↔; 8-836.3k ↔; 8-840.1s ↔	F59A	2,911	4	13,8	29
		3-607↔; 8-836.3k ↔; 8-840.2s ↔	F14A	4,305	6	21,2	39
		3-607↔; 8-836.3c ↔; 8-840.0c ↔	F14A	4,305	6	21,2	39
		3-607↔; 8-836.3c ↔; 8-840.1c ↔	F14A	4,305	6	21,2	39
		3-607↔; 8-836.3c ↔; 8-840.2c ↔	F14A	4,305	6	21,2	39

HD	PCCL	OPS	DRG	RG	uGVD -1	mVD	oGVD +1
I65.2	0-3	3-601; 8-836.0m ↔; 8-83b.9; 8-840.0m ↔	B04C	1,572	1	4,4	10
		3-601; 8-836.0m ↔; 8-83b.9; 8-840.1m ↔	B04C	1,572	1	4,4	10
		3-601; 8-836.0m ↔; 8-83b.9; 8-840.2m ↔	B04C	1,572	1	4,4	10
	4	3-601; 8-836.0m ↔; 8-83b.9; 8-840.0m ↔	B04A	4,485	3	13,2	26
		3-601; 8-836.0m ↔; 8-83b.9; 8-840.1m ↔	B04A	4,485	3	13,2	26
		3-601; 8-836.0m ↔; 8-83b.9; 8-840.2m ↔	B04A	4,485	3	13,2	26
I70.1	0-3	3-604↔; 8-836.0a ↔; 8-840.0a ↔	F59D	0,946	1	3,8	9
		3-604↔; 8-836.0a ↔; 8-840.1a ↔	F59C	1,255	1	4,3	10
		3-604↔; 8-836.0a ↔; 8-840.2a ↔	F59B	1,855	2	8,4	18
	4	3-604↔; 8-836.0a ↔; 8-840.0a ↔	F59A	2,911	4	13,8	29
		3-604↔; 8-836.0a ↔; 8-840.1a ↔	F59A	2,911	4	13,8	29
		3-604↔; 8-836.0a ↔; 8-840.2a ↔	F59A	2,911	4	13,8	29

Legende – siehe Kapitel 17 „Legende zu den Kodierbeispielen".

10.3.2 Perkutan-transluminale Implantation von medikamentenfreisetzenden Stents

Medikamentenfreisetzende Stents werden bei peripheren Interventionen eher selten eingesetzt, was derzeit nicht zuletzt auch zulassungsrechtliche Gründe hat. Ihre Implantation wird über die 8-841 (Perkutan-transluminale Implantation von medikamentenfreisetzenden Stents) verschlüsselt), wobei erneut die Anzahl von bis zu 6 Stents getrennt an 5. Stelle erfasst wird:

8-841.0- Ein Stent

8-841.1- Zwei Stents

8-841.2- Drei Stents

8-841.3- Vier Stents

8-841.4- Fünf Stents

8-841.5- Sechs und mehr Stents

Auch hier ist die Verwendung von Stents mit einer Länge von 100 mm und mehr gesondert über den jeweiligen Materialschlüssel 8-83b.f1–f4 zu kodieren. Außerdem muss zusätzlich noch die Art des medikamentenfreisetzenden Stents über die 8-83b.0 ff. kodiert werden – und zwar (lt. Hinweis der 8-83b.0) für jeden einzelnen Stent gesondert:

8-83b.0- Art der medikamentenfreisetzenden Stents

8-83b.00 ABT-578-(Zotarolimus-)freisetzende Stents mit Polymer

8-83b.01 Biolimus-A9-freisetzende Stents mit Polymer

8-83b.03 Paclitaxel-freisetzende Stents ohne Polymer

8-83b.05 Paclitaxel-freisetzende Stents mit biologisch abbaubarer Polymerbeschichtung

8-83b.06 Paclitaxel-freisetzende Stents mit sonstigem Polymer

8-83b.07 Sirolimus-freisetzende Stents ohne Polymer

8-83b.08 Sirolimus-freisetzende Stents mit Polymer

8-83b.09 Tacrolimus-freisetzende Stents

8-83b.0a Pimecrolimus-freisetzende Stents mit biologisch abbaubarer Polymerbeschichtung

8-83b.0b Everolimus freisetzende Stents mit biologisch abbaubarer Polymerbeschichtung

8-83b.0c Everolimus freisetzende Stents mit sonstigem Polymer

8-83b.0d Novolimus-freisetzende Stents mit biologisch abbaubarer Polymerbeschichtung
8-83b.0e Novolimus-freisetzende Stents mit sonstigem Polymer
8-83b.0f Biolimus-A9-freisetzende Stents ohne Polymer
8-83b.0x Sonstige

Die nachfolgende Tabelle gibt eine kurze Übersicht über die verfügbaren medikamentenfreisetzenden Stents (drug-eluting = DE-
Stents), die für die periphere Implantation Verwendung finden.
Dabei ist es wichtig zu verstehen, dass das bepreiste ZE101 für
den DE-Stent sich auf medikamentenfreisetzende Koronarstents
bezieht und damit die Implantation von medikamentenfreisetzenden peripheren Stents nicht über Zusatzentgelte abgebildet
ist. Für 2017 waren alle diesbezüglichen NUB-Anträge mit dem
Status 2 (= nicht verhandelbar) entschieden worden, so dass die
Zusatzkosten für den peripheren DE-Stent nicht über NUB vergütet werden. Wir gehen davon aus, dass sich das auch für 2018
nicht ändert.

Name	Herst.	Access	Größe	Material	OPS
Xience prime BTK, RX, 0.014", shaft length: 143 cm	Abbott	>5F	2.5–4.0 mmx 8–38 mm	Everolimus	8-83b.09
Cre 8 BTK, Polymer free, 0.014", shaft length: 75, 130 cm	Alvimedica	5–6F	2.25–4.0 mm x 8–36 mm	Amphili-mus	8-83b.09
Biomatrix Flex BTK, 0.014", shaft length: 142 cm	Biosensors international	n.n.	2.25–4.0 mm x 8–36 mm	Biolimus A9	8-83b.09
Eluvia Drug eluting Vascular stent system, 0.035", shaft length: 75, 130 cm	Boston scientific	6F	6.0–7.0 x 40–150 mm	Paclitaxel	
Promus Element plus RX, 0.014", shaft length: 144 cm	Boston scientific	4F	2.25–4.0 mm x 12–38 mm	Everolimus	8-83b.09

Name	Herst.	Access	Größe	Material	OPS
Zilver PTX, 0.035", shaft length: 80, 125 cm	Cook	6F	6.0,–7.0 mm x 40–100 mm	Paclitaxel	8-83b.09
Angiolite BTK, 0.014", Cobalt Chromium, shaft length: 142 cm	iVascular	5F	2.0–5.0 mm x 9–39 mm	Sirolimus Biostable	

Die Diskrepanz zwischen der Vielzahl an möglichen Material-OPS und der eher geringen Anzahl tatsächlich existenter DE-Stents für periphere Gefäße liegt daran, dass über die 8-83b.0* auch die Materialien der koronaren DE-Stents verschlüsselt werden.

In der Groupierung gibt es keine Unterschiede zwischen DE-Stents und BM-Stents. Damit ist auch die DRG-Vergütung gleich. Für die Beispiele verweisen wir auf das Kapitel der BM-Stents.

10.3.3 Perkutan-transluminale Implantation von gecoverten Stents (Stent-Graft)

Während ein „normaler" Stent letztlich ein Gitterkäfig in Röhren-form ist, sind bei einem gecoverten Stent die Gitternetzmaschen bedeckt. Daher eignet sich diese Art von Stent besonders gut, um Substanzdefekte in Gefäßen – Risse, größere Löcher nach Schleu-senextraktion etc. – zu überdecken. Es gibt zwei grundsätzliche Möglichkeiten zu ihrer Verschlüsselung – über die 8-842 (nicht me-dikamente-freisetzend) oder die 8-848 (medikamente-freisetzend).

8-842   Perkutan-transluminale Implantation von nicht medika-mentenfreisetzenden gecoverten Stents (Stent-Graft)

8-842.0-   Ein Stent

8-842.1-   Zwei Stents

8-842.2-   Drei Stents

8-842.3-   Vier Stents

8-842.4-   Fünf Stents

8-842.5-   Sechs und mehr Stents

Nicht medikamentenfreisetzende Stent-Grafts können beschichtet sein. In diesem Fall ist zusätzlich noch ein OPS für die Art der Beschichtung (8-83b.e*) anzugeben, wobei „drug eluting (DE)" keine Beschichtung darstellt (Exklusivum) und deshalb einen eigenen OPS hat (8-848). Außerdem wird ggf. eine Länge über 100 mm gesondert (8-83b.f1–f4) verschlüsselt.

Für die Beschichtung gibt es folgende OPS, wobei uns keine antikörperbeschichteten Stents bekannt sind:

8-83b.e   Art der Beschichtung von Stents
8-83b.e0   Antikörperbeschichtete Stents
8-83b.e1   Bioaktive Oberfläche bei gecoverten Stents
8-83b.ex   Sonstige Beschichtung

Nachfolgend eine kurze Liste mit nicht medikamentenfreisetzenden Stent-Grafts:

Name	Hersteller	Zugang	Größe
gecoverte Stents (Stent Grafts)			
I-Flex, 0.035", shaft length: 80, 130 cm	AndraTec	5–6F	5.0–10 mm x 20–200 mm
Covera AV, self-expandable, 0.035", shaft length: 80 cm	Bard	8–9F	6.0–10.0 mm x 30–100 mm
Covera Plus, self-expandable, 0.035", shaft length: 80, 120 cm	Bard	8–9F	6.0–10.0 mm x 30–100 mm
Fluency Plus vascular stent graft, 0.035", shaft length: 80, 117 cm	Bard	8–10F	5.0–14 mm x 20–120 mm
Liefestream Balloon expandable, 0.035", shaft length: 80, 135 cm	Bard	6–8F	5.0–12.0 mm x 16, 26, 38, 58 mm
Begraft, 0.035", shaft length: 75, 120 cm	Bentley Innomed	6–7F	5.0–10.0 mm x 18–58, mm
Wallgraft stent graft, 0.035", shaft length: 90 cm	Abbot	10–12F	6.0–14.0 mm x 20–70 mm

Name	Hersteller	Zugang	Größe
Jostent peripheral stent graft Large Vessel, 0.035"	Abbot	8F	6.0, 7.0, 8.0, 9.0, 10.0, 11.0, 12.0 mm x 12, 17, 28, 38, 48, 58 mm
Direct stent, peripheral stent graft, 0.035"	In Situ Tech	n.n	n.n.
Atrium Advanta V12 LD Vascular Covered Stent 0.035", shaft length: 80, 120 cm	Getinge	9–11F	12–16 mm x 29–61 mm
Atrium Advanta V12 OTW Vascular covered Stent, 0.035", shaft length: 80, 120 cm	Getinge	6/7F	5.0–10.0 mm x 16–59 mm
Atrium Advanta V12 RX Vascular covered Stent, 0.014", shaft length: 140 cm	Getinge	5/6F	5.0–7.0 mm x 16–24 mm
Gore Viabahn Endoprothesis, with heparin bioactive surface, 0.014"/0.018", catheter length: 75, 120 cm	Gore	7–8F	5.0–8.0 mm x 25–150 mm
Gore Viabahn Endoprothesis, with heparin bioactive surface, 0.035", catheter length: 75, 120 cm	Gore	6–8F	5.0–8.0 mm x 25, 50, 100, 250 mm
Gore Viabahn Endoprothesis with heparin bioactive surface, 0.035"m catheter length: 120 cm"	Gore	9–12 F	9.0–13.0 mm x 25, 250 mm

Die medikamentenfreisetzenden Stent-Grafts verschlüsseln über die:

8-848   Perkutan-transluminale Implantation von medikamentenfreisetzenden gecoverten Stents (Stent-Graft)

8-848.0-   Ein Stent

8-848.1-   Zwei Stents

8-848.2-   Drei Stents

8-848.3-   Vier Stents

8-848.4-   Fünf Stents

8-848.5-   Sechs und mehr Stents

Analog zu den DE-Stents ist hier die Art der medikamentenfrei-setzenden Stents-Grafts gesondert zu kodieren (8-83b.0 ff.). Wir verweisen auf die Liste im Kapitel der DE-Stentsimplantation. Allerdings ist uns kein medikamentenfreisetzender Stent-Graft bekannt.

Die Implantation von Stent-Grafts im Rahmen anderer Prozedu-ren kann dort schweregraderhöhend wirken. Nachfolgend eine kurze Übersicht über die Groupierung in der Konstellation der Implantation als hauptsächliche Prozedur, was insgesamt jedoch selten ist:

HD	PCCL	OPS	DRG	RG	uGVD - 1	mVD	oGVD + 1
I70.23	0-3	3-607↔; 8-836.0s↔; 8-842.0s↔	F59C	1,255	1	4,3	10
		3-607↔; 8-836.0s↔; 8-842.1s↔	F59B	1,855	2	8,4	18
		3-607↔; 8-836.0s↔; 8-848.0s↔	F59C	1,255	1	4,3	10
		3-607↔; 8-836.0s↔; 8-848.1s↔	F59B	1,855	2	8,4	18
	4	3-607↔; 8-836.0s↔; 8-842.0s↔	F59A	2,911	4	13,8	29
		3-607↔; 8-836.0s↔; 8-842.1s↔	F59A	2,911	4	13,8	29
		3-607↔; 8-836.0s↔; 8-848.0s↔	F59A	2,911	4	13,8	29
		3-607↔; 8-836.0s↔; 8-848.1s↔	F59A	2,911	4	13,8	29

HD	PCCL	OPS	DRG	RG	uGVD -1	mVD	oGVD +1
I70.23	0-3	3-607↔; 8-836.0c↔; 8-842.0c↔	F59B	1,855	2	8,4	18
		3-607↔; 8-836.0c↔; 8-842.1c↔	F59B	1,855	2	8,4	18
		3-607↔; 8-836.0c↔; 8-848.0c↔	F59B	1,855	2	8,4	18
		3-607↔; 8-836.0c↔; 8-848.1c↔	F59B	1,855	2	8,4	18
	4	3-607↔; 8-836.0c↔; 8-842.0c↔	F59A	2,911	4	13,8	29
		3-607↔; 8-836.0c↔; 8-842.1c↔	F59A	2,911	4	13,8	29
		3-607↔; 8-836.0c↔; 8-848.0c↔	F59A	2,911	4	13,8	29
		3-607↔; 8-836.0c↔; 8-848.1c↔	F59A	2,911	4	13,8	29

HD	PCCL	OPS	DRG	RG	uGVD - 1	mVD	oGVD + 1
I70.24	0-3	3-607↔; 8-836.0c↔; 8-842.0c↔	F59B	1,855	2	8,4	18
		3-607↔; 8-836.0c↔; 8-842.1c↔	F14B	2,438	3	11,1	23
		3-607↔; 8-836.0c↔; 8-848.0c↔	F59B	1,855	2	8,4	18
		3-607↔; 8-836.0c↔; 8-848.1c↔	F14B	2,438	3	11,1	23
	4	3-607↔; 8-836.0c↔; 8-842.0c↔	F59A	2,911	4	13,8	29
		3-607↔; 8-836.0c↔; 8-842.1c↔	F14A	4,305	6	21,2	39
		3-607↔; 8-836.0c↔; 8-848.0c↔	F59A	2,911	4	13,8	29
		3-607↔; 8-836.0c↔; 8-848.1c↔	F14A	4,305	6	21,2	39

HD	PCCL	OPS	DRG	RG	uGVD - 1	mVD	oGVD + 1
I70.24	0-3	3-607↔; 8-836.0q↔; 8-842.0q↔	F59C	1,255	1	4,3	10
		3-607↔; 8-836.0q↔; 8-842.1q↔	F59B	1,855	2	8,4	18
		3-607↔; 8-836.0q↔; 8-848.0q↔	F59C	1,255	1	4,3	10
		3-607↔; 8-836.0q↔; 8-848.1q↔	F59B	1,855	2	8,4	18
	4	3-607↔; 8-836.0q↔; 8-842.0q↔	F59A	2,911	4	13,8	29
		3-607↔; 8-836.0q↔; 8-842.1q↔	F59A	2,911	4	13,8	29
		3-607↔; 8-836.0q↔; 8-848.0q↔	F59A	2,911	4	13,8	29
		3-607↔; 8-836.0q↔; 8-848.1q↔	F59A	2,911	4	13,8	29

HD	PCCL	OPS	DRG	RG	uGVD - 1	mVD	oGVD + 1
I70.25	0-3	3-607↔; 8-836.0c↔; 8-842.0c↔	F59B	1,855	2	8,4	18
		3-607↔; 8-836.0c↔; 8-842.1c↔	F14B	2,438	3	11,1	23
		3-607↔; 8-836.0c↔; 8-848.0c↔	F59B	1,855	2	8,4	18
		3-607↔; 8-836.0c↔; 8-848.1c↔	F14B	2,438	3	11,1	23
	4	3-607↔; 8-836.0c↔; 8-842.0c↔	F59A	2,911	4	13,8	29
		3-607↔; 8-836.0c↔; 8-842.1c↔	F14A	4,305	6	21,2	39
		3-607↔; 8-836.0c↔; 8-848.0c↔	F59A	2,911	4	13,8	29
		3-607↔; 8-836.0c↔; 8-848.1c↔	F14A	4,305	6	21,2	39

HD	PCCL	OPS	DRG	RG	uGVD - 1	mVD	oGVD + 1
I70.25	0-3	3-607↔; 8-836.0q↔; 8-842.0q↔	F59B	1,855	2	8,4	18
		3-607↔; 8-836.0q↔; 8-842.1q↔	F59B	1,855	2	8,4	18
		3-607↔; 8-836.0q↔; 8-848.0q↔	F59B	1,855	2	8,4	18
		3-607↔; 8-836.0q↔; 8-848.1q↔	F59B	1,855	2	8,4	18
	4	3-607↔; 8-836.0q↔; 8-842.0q↔	F59A	2,911	4	13,8	29
		3-607↔; 8-836.0q↔; 8-842.1q↔	F59A	2,911	4	13,8	29
		3-607↔; 8-836.0q↔; 8-848.0q↔	F59A	2,911	4	13,8	29
		3-607↔; 8-836.0q↔; 8-848.1q↔	F59A	2,911	4	13,8	29

Legende – siehe Kapitel 17 „Legende zu den Kodierbeispielen".

10.3.4 Perkutan-transluminale Implantation von sonstigen Stents

Es gibt noch eine Reihe weiterer OPS zur Verschlüsselung von peripheren perkutan-transluminalen Interventionen. Da diese in ihrer Häufigkeit eher gering sind und in ihrer Indikationsstellung zum Teil sehr speziell, seien sie hier lediglich der Vollständigkeit halber aufgelistet:

8-843   Perkutan-transluminale Implantation von bioresorbierbaren Stents

8-843.0- Ein Stent

8-843.1- Zwei Stents

8-843.2- Drei Stents

8-843.3- Vier Stents

8-843.4- Fünf Stents

8-843.5- Sechs und mehr Stents

Die Art des bioresorbierbaren Stents (Polymer-basiert vs. metallisch) wird zusätzlich angegeben:

8-83b.m Art der verwendeten bioresorbierbaren Stents

8-83b.m0 Polymer-basiert

8-83b.m1 Metallisch

8-83b.mx Sonstige

8-844   Perkutan-transluminale Implantation von selbstexpandierenden Mikrostents

Die Verwendung dieses OPS ist nur an folgenden Lokalisationen möglich:

0   Gefäße intrakraniell

3↔   Gefäße Unterarm

C↔   Gefäße Unterschenkel

x↔   Sonstige

Der OPS trennt dabei bezüglich der Anzahl der Stents, wobei bis zu 6 getrennt zählbar sind:

8-844.0- Ein Stent

8-844.1- Zwei Stents

8-844.2- Drei Stents

8-844.3- Vier Stents

8-844.4- Fünf Stents

8-844.5- Sechs und mehr Stents

8-845   Perkutan-transluminale Implantation von ungecoverten Cheatham-Platinum-Stents [CP-Stent]

Auf für diesen OPS ist die verschlüsselbare Lokalisation beschränkt auf die 6. Stelle: 0, 2–n, x. Ansonsten wird wieder gezählt:

8-845.0- Ein Stent

8-845.1- Zwei und mehr Stents

8-846   Perkutan-transluminale Implantation von gecoverten Cheatham-Platinum-Stents [CP-Stent]

Auch hier gelten dieselben Einschränkungen wie für die 8-845.

8-846.0- Ein Stent

8-846.1- Zwei und mehr Stents

8-847   Perkutan-transluminale Implantation eines Wachstumsstents

8-849   Perkutan-transluminale Implantation von sonstigen ungecoverten großlumigen Stents

8-849.0- Ein Stent

8-849.1- Zwei und mehr Stents

Nicht gemeint mit diesem OPS sind die ungecoverten Cheatham-Platinum-Stents (8-845 ff.). Natürlich ist im DRG alles klar geregelt. So gilt: Großlumige Stents beginnen für Erwachsene bei einem Durchmesser von mehr als 16 mm und für Kinder bei einem Durchmesser von mehr als 8 mm.

8-84a   Perkutan-transluminale Implantation von sonstigen gecoverten großlumigen Stents

Nicht gemeint mit diesem OPS sind die gecoverten Cheatham-Platinum-Stents (8-846 ff.). Selbstverständlich gilt auch hier: Großlumige Stents beginnen für Erwachsene bei einem Durchmesser von mehr als 16 mm und für Kinder bei einem Durchmesser von mehr als 8 mm.

8-84a.0- Ein Stent

8-84a.1- Zwei und mehr Stents

8-84b   Perkutan-transluminale Implantation von Stents zur Strömungslaminierung bei Aneurysmen
(Inkl.: Mehrschicht-Flechtstents wie Flow-Diverter oder Multilayer-Stents)

8-84b.0- Ein Stent

8-84b.1- Zwei und mehr Stents

10.3.5 Ablation über die Arteria renalis zur Therapie des Hochdrucks

Seit einiger Zeit existiert zur Behandlung des therapierefraktären Bluthochdrucks die endoluminale Ablation der A. renalis. Das Verfahren ist durch die Daten des SYMPLICITY HTN-3 relativiert worden und besonders bei den Kostenträgern aufgrund seiner hochpreisigen DRG umkämpft. Der gemeinsame Bundesausschuß (GBA) hat am 15.12.2014 die „Einleitung des Beratungsverfahrens: Antrag zur Bewertung der katheterbasierten sympathischen renalen Denervation zur Behandlung der schweren resistenten Hypertonie gem. § 135 Abs. 1 SGB V" bekanntgegeben, dieses jedoch mit Beschluss vom 20.8.2015 wieder eingestellt. Die effektive Vergütungssituation (z. B. in Auseinandersetzung mit den Kostenträgern) dürfte damit weiterhin negativ sein.

Rein grundsätzlich bleibt festzuhalten: Seit 2013 gibt es veröffentlichte „Kriterien der Deutschen Gesellschaft für Kardiologie, Deutschen Hochdruckliga e. V. DHL®/ Deutschen Gesellschaft für Hypertonie und Prävention und der Deutschen Gesellschaft für Nephrologie zur Zertifizierung von ‚Renale-Denervations-Zentren (RDZ)'". Diese schlagen neben den personellen, apparativen und räumlichen Voraussetzungen auch die Patientenselektion, sowie die notwendigen Vor- und Nachsorgeuntersuchungen vor (siehe: Kardiologe 2013 (7): 429 – 434).

Für die Verschlüsselung gib es folgende Möglichkeiten:

8-83c.5   Ablation über die A. renalis

.51↔   Ultraschallablation

.52↔   Nicht gekühlte Radiofrequenzablation

.53↔   Gekühlte Radiofrequenzablation
.5x↔   Sonstige

Seit 2014 existiert weiterhin eine eigene DRG für dieses Verfahren: F19D (Radiofrequenzablation über A. renalis, Alter > 17 Jahre), welche aktuell immerhin mit 1,787 Relativgewichten vergütet wird.

10.3.6 Interventionelle AV-Fisteln

Im Rahmen der COPD wird seit einiger Zeit bei schwerkranken Patienten eine innere AV-Fistel mittels Nitinolkoppler angewandt. Den dazu gehörigen OPS findet man nicht im Kapitel 8 (Interventionen), sondern im Kapitel 5 bei den Operationen, genauer in der 5-39 (andere Operationen an Blutgefäßen):

5-392.3   Innere AV-Fistel mit alloplastischem Material
          (Inkl.: Innere AV-Fistel mit Nitinolkoppler als Anastomose)

Ob sich dieses Verfahren durchsetzt, wird sich erst zeigen. Anbei eine kurze Übersicht über die Groupierung:

HD	PCCL	OPS	DRG	RG	uGVD - 1	mVD	oGVD + 1
J44.80	0-3	3-607↔; 5-392.30	801D	2,612	4	15	30
	4	3-607↔; 5-392.30	801D	2,612	4	15	30
J44.81	0-3	3-607↔; 5-392.31	801D	2,612	4	15	30
	4	3-607↔; 5-392.31	801D	2,612	4	15	30

Legende – siehe Kapitel 17 „Legende zu den Kodierbeispielen".

10.4 Gefäßverschlusssysteme

Gefäßverschlusssysteme finden in der Praxis überall dort Anwendung, wo z. B. die Größe der zuvor verwandten Schleuse vermuten lässt, dass die Blutstillung schwierig würde. Der Hinweis zur OPS 8-83b.c* gibt dabei explizit vor, dass der Einsatz bei diagnostischen oder interventionellen Katheter gesondert zu kodieren sei.

Das macht auch insoweit Sinn, dass Gefäßverschlusssysteme zwar keine eigenständige Groupier-Relevanz besitzen, aber durchaus eine eigenständige finanzielle Relevanz. Eine möglichst vollständige Erfassung unserer Prozeduren ist somit bereits vor dem Hintergrund einer Zuordnung im Sinne der Kostenträgerrechnung oder aber für spätere Nachforschungen und Berechnungen sinnvoll.

Der OPS trennt nach dem vorherrschenden Prinzip:
8-83b.c   Verwendung eines Gefäßverschlusssystems
8-83b.c2 Nahtsystem
8-83b.c3 Clipsystem
8-83b.c4 Polymerdichtung mit äußerer Sperrscheibe
8-83b.c5 Resorbierbare Plugs ohne Anker
(Inkl.: Kollagenplugs ohne Anker, extravaskulärer Polyglykolsäure-Pfropf)
8-83b.c6 Resorbierbare Plugs mit Anker
(Inkl.: Kollagenplugs mit Anker)

Beigefügt noch eine Tabelle mit gängigen Gefäßverschlusssystemen, wobei uns keine resorbierbaren Plugs ohne Anker geläufig wären:

Name	Hersteller
Nahtsysteme (8-83b.c2)	
Perclose	Abbott
Prostar XL	Abbott
Techstar	Abbott

Name	Hersteller
Proglide	Abbott
Clipsystem (8-83b.c3)	
Starclose	Abbott
Polymerdichtung mit äußerer Sperrscheibe (8-83b.c4)	
Exoseal	Cordis
Femoseal	St. Jude Medical
Resorbierbare Plugs mit Anker (8-83b.c6)	
Vasoseal	Datascope
On site	Datascope
Angioseal	Abbott
Duett pro sealing device	Vascular solutions

11 Unterbrochene Interventionen

Die Kodierung nicht vollständiger Prozeduren ist ein Mienenfeld. Man kann bekanntlich nur kodieren, was auch gemacht wurde. Bei vorzeitigem Abbruch entstehen durchaus Kosten, andererseits haben wir – streng genommen – nicht gemacht, wofür der Patient zu uns kam. Der Umgang mit solchen nicht vollendeten/unterbrochenen Prozeduren ist in der DKR P004 geregelt.

Der Streit entsteht deswegen, weil der Zusatzkode 5-995 (Vorzeitiger Abbruch einer Operation [Eingriff nicht komplett durchgeführt]) beim Groupieren meist nicht verhindert, dass dieselbe DRG angesteuert wird, als hätte man ihn nicht kodiert. Von den 5 Regeln sind aber die ersten beiden nicht für angiologische Fragen relevant (allenfalls im Rahmen der Gefäßchirurgie). Die verbleibenden Regeln sind:

1. Lässt sich die bisher erbrachte Teilleistung mit dem OPS-Kode kodieren, so wird nur die Teilleistung kodiert.

Hier kann die erste Unsicherheit entstehen. Es ist – insbesondere für Einsteiger (und noch einmal mehr für nicht-ärztliche Einsteiger) – nicht immer einfach, eine kodierbare Teilleistung zu definieren und dafür den richtigen OPS-Kode zu finden. Oberste Regel: Um Rat fragen!

2. Wird eine Prozedur nahezu vollständig erbracht, so wird sie ohne Zusatzkode 5-995 kodiert.

Diese Regel ist der programmierte Streit – oder würden Sie ein nahezu vollständig gebautes Haus bezahlen wollen? Oberste Regel: Um Rat fragen!

3. In allen anderen Fällen ist die geplante, aber nicht komplett durchgeführte Prozedur zu kodieren und zusätzlich der OPS-Kode 5-995 anzugeben.

Tipp

Fragen Sie die, die es hinterher ausbaden müssen – wenigstens den Operateur oder eben Ihr Medizincontrolling. Allerdings kann die 5-995 nur für „Operationen" im engeren Sinne angewandt werden (SEG4-112; FoKA 5-021).

Auch der MDK hat sich mit diesem Thema auseinandergesetzt. Die KDE 354 hat das Thema „fehlgeschlagene Koronarstentimplantation" zum Inhalt. Es geht darum, wie nach erfolgreicher Implantation des ersten Stents damit umgegangen werden sollte, dass der zweite Stent im Gefäß nicht korrekt zu platzieren war. Die meisten angiologischen Interventionen im Katheterlabor dürften sich sehr analog betrachten lassen. In der KDE 354 heißt es:

Zitat: *„[Zu verschlüsseln sind beide Stents; d. Red.] ... Gemäß DKR P004, Punkt 4 ist die Prozedur nahezu vollständig erbracht und wird daher ohne Zusatzkode 5-995 kodiert. Die Angabe des Schlüssels 5-995 Vorzeitiger Abbruch einer Operation (Eingriff nicht komplett durchgeführt) scheidet hier auch deshalb aus, da keine Operation, sondern eine Maßnahme aus Kapitel 8 (Nichtoperative therapeutische Maßnahmen) durchgeführt wurde ..."*

12 NUBs und Zusatzentgelte

12.1 NUB 2018

Auch 2018 bietet die Finanzierung gemäß § 6 (2) des Krankenhausentgeltgesetzes (KHEntgG) eine Möglichkeit die Kosten für teure und innovative Maßnahmen erstattet zu bekommen. Die Deadline zur notwendigen Anmeldung endet grundsätzlich immer im Vorjahr (am 31.10.). Da jedes Haus die NUBs einzeln und für sich beantragen muss, um sie erbringen zu können, soll hier nur auf die Veröffentlichung auf der Webseite des InEK (www.g-drg.de) verwiesen werden, die traditionell zum Ende des Januars erfolgt.

12.2 Integration NUB in das DRG-System

Für 2018 wurde kein für die Angiologie relevanter NUB in ein ZE überführt.

12.3 ZE

Grundsätzlich gibt es bepreiste (siehe Anlagen 2/5 des Fallpauschalenkatalogs) und unbepreiste (siehe Anlagen 4/6 des Fallpauschalenkatalogs) Zusatzentgelte (ZE) – wobei speziell für die Blutgerinnungsstörungen die Anlage 7 mit den definierenden ICD-10 Kodes existiert. Während für bepreiste ZE der finanzielle Erlös geregelt ist, muss für unbepreiste ZE jedes Krankenhaus das Entgelt selbst mit den Kostenträgern, sprich Krankenkassen verhandeln. Während das ZE130 (Hochaufwändige Pflege von Erwachsenen) bei Erfüllung immer abrechenbar ist, sind die ZE162 und ZE163 (Erhöhter Pflegeaufwand bei pflegebedürftigen Patienten) nur bei bestimmten (im Anhang des DRG-Katalogs genannten) DRG und ab 5 Belegungstagen abrechenbar. Für die Herz-Kreislaufmedizin sind das die DRG: A09B, A11A, A11D, A11E,

A13A, A13B, A13D, A13H, F01A, F01D, F03A, F03C, F03F, F08A, F08B, F08D, F08E, F08F, F12F, F12G, F12H, F12I, F13A, F13C, F14B, F15Z, F17B, F19A, F19C, F21C, F21D, F21E, F24A, F24B, F27B, F27C, F27D, F28A, F28C, F36B, F41B, F42Z, F43C, F48Z, F49B, F49D, F49E, F51A, F51B, F52A, F52B, F56A, F58A, F59A, F59B, F60A, F60B, F61A, F61B, F62C, F63A, F63B, F64Z, F65A, F65B, F66A, F66B, F67B, F69A, F69B, F70B, F71A, F72A, F72B, F73B, F75D.

Ansonsten gibt es insgesamt nur wenige ZEs, die spezifisch für die Angiologie sind. An bepreisten ZEs wäre das für 2018:

ZE	Bezeichnung	Betrag
ZE105	Selektive Embolisation mit Metallspiralen (Coils) an Kopf, Hals (intra- und extrakraniell) und spinalen Gefäßen	siehe Anlage 5
ZE106	Selektive Embolisation mit Metallspiralen (Coils), andere Lokalisationen	siehe Anlage 5
ZE132	Implantation eines Wachstumsstents	siehe Anlage 5
ZE133	Perkutan-transluminale Fremdkörperentfernung und Thrombektomie an intrakraniellen Gefäßen unter Verwendung eines Mikrodrahtretriever- oder Stentretriever-Systems	siehe Anlage 5
ZE137	Medikamente-freisetzende Ballons an anderen Gefäßen	siehe Anlage 5
ZE152	Perkutan-transluminale Fremdkörperentfernung und Thrombektomie an intrakraniellen Gefäßen unter Verwendung eines Stentretriever-Systems	siehe Anlage 5
ZE158	Vagusnervstimulationssysteme, mit Sondenimplantation	10.599,96 €
ZE159	Vagusnervstimulationssysteme, ohne Sondenimplantation	9.959,81 €

Für 2018 ist die preisliche Differenz (sowohl absolut als auch relativ) eines DE-Ballons zwischen dem ZE136 der Kardiologen und dem ZE 137 der Angiologen weitestgehend angeglichen.

Ansonsten gibt es an unbepreisten ZEs für 2018:

Zusatzengelt	Bezeichnung
ZE2018-02 4)	Links- und rechtsventrikuläre Herzassistenzsysteme („Kunstherz")
ZE2018-03 4)	ECMO und PECLA
ZE2018-13 4)	Immunadsorption
ZE2018-22 4)	IABP
ZE2018-50 4)	Implantation einer (Hybrid)-Prothese an der Aorta
ZE2018-53 4)	Stentgraft-Prothesen an der Aorta, mit Fenestrierung oder Seitenarm
ZE2018-62 4)	Mikroaxial-Blutpumpe
ZE2018-67 4)	Implantation einer Stent-Prothese an der Aorta, perkutan-transluminal

4) Nach § 5 Abs. 2 Satz 3 sind für diese Zusatzentgelte die bisher krankenhausindividuell vereinbarten Entgelte gemäß § 15 Abs. 2 Satz 3 KHEntgG bis zum Beginn des Wirksamwerdens der neuen Budgetvereinbarung der Höhe nach weiter zu erheben.

13   Änderungen 2018 gegenüber 2017

13.1 ICD

Für 2018 wurde die Kodierung der angiologischen Diagnosen nur sehr gering verändert:

13.1.1 Arterielle Arrosionsblutung

Unter der I77.- (sonstige Krankheiten der Arterien und Arteriolen) ist die arterielle Arrosionblutung der I77.2 zugeordnet worden:

I77.2   Arterienruptur
            Inkl.: arterielle Arrosionsblutung

13.1.2 Varizen sonstiger Lokalisationen

Die Möglichkeiten, die Lokalisation von Varizen – besonders im Gastrointestinum – zu erfassen, sind in der I86 erweitert worden:

I86.80   Dünndarmvarizen
I86.81   Dickdarmvarizen
I86.82   Rektumvarizen
I86.88   Varizen sonstiger näher bezeichneter Lokalisationen
            Inkl.: Ulcus varicosum des Nasenseptums

13.1.3 Wegener-Granulomatose

Der Wegener-Granulomatose (als †-Kode) sind die Möglichkeiten der Verschlüsselung von Lungen- und Nierenbeteiligung zugeordnet worden:

M31.3   Wegener-Granulomatose
            Granulomatose mit Polyangiitis mit:
            • Lungenbeteiligung† (J99.1*)
            • Nierenbeteiligung† (N08.5*)

13.1.4 Systemische Sklerose

Der Systemischen Sklerose (als †-Kode) ist die Möglichkeiten der Verschlüsselung einer Polyneuropathie zugeordnet worden:

M34.8   Sonstige Formen der systemischen Sklerose

Systemische Sklerose mit:
- Lungenbeteiligung† (J99.1*)
- Myopathie† (G73.7*)
- Polyneuropathie† (G63.5*):

13.2 CC-Matrix

Für das Jahr 2018 wurde die CC-Matrix erneut deutlich umgearbeitet. Es ergibt sich für 2018 folgendes Bild:

- 9 Diagnosen wurden aufgewertet
- 3 Diagnosen wurden je nach Basis-DRG auf- bzw. abgewertet
- 7 Diagnosen wurden in die CCL-Matrix neu aufgenommen
- 7 Diagnosen wurden global aus der CCL-Matrix gestrichen

Dem gegenüber stehen 780 differenziert abgewertete Diagnosen. Betrachtet man die Anzahl der betroffenen DRG, so ergibt sich folgendes Bild:

- DRG-spezifische Abwertungen in <3 Basis-DRG erfolgte in 550 Fällen
- DRG-spezifische Abwertungen in 3 – 9 Basis-DRG erfolgte in 50 Fällen
- DRG-spezifische Abwertungen in 10 – 29 Basis-DRG erfolgte in 12 Fällen
- DRG-spezifische Abwertungen in >30 Basis-DRG erfolgte in 168 Fällen

Auf eine detaillierte Darstellung der einzelnen Veränderungen soll in diesem Kodierleitfaden aus Praktikabilitätsgründen vor dem Hintergrund der großen Zahl verzichtet werden.

13.3 OPS

Bei den OPS hat es für 2018 einige Neuerungen gegeben. Im Wesentlichen handelt es sich um Neuaufnahmen und Präzisierungen, jeweils zur besseren Abbildung der technischen Neuerungen.

13.3.1 Endosonographie der Blutgefäße

Zunehmend werden angiologische Therapien – sei es an Venen oder Arterien – durch Endosonographie geleitet oder kontrolliert. Dieser Tatsache wird in der 3-05e differenziert Rechnung getragen:

3-05e	Endosonographie der Blutgefäße (Für die Zuordnung einzelner Gefäße zu den Gruppen siehe auch Liste der Gefäße vor 5-38)
3-05e.0 ↔	Gefäße Schulter und Oberarm
3-05e.1↔	Gefäße Unterarm
3-05e.2	Aorta
3-05e.3	V. cava
3-05e.4 ↔	Andere Gefäße abdominal und pelvin
3-05e.5	Gefäße viszeral
3-05e.6↔	Gefäße Oberschenkel
3-05e.7↔	Gefäße Unterschenkel
3-05e.x↔	Sonstige

13.3.2 Optische Kohärenztomographie (OCT)

Analog zur o.a. Endosonographie wurde auch die Kohärenztomographie der peripheren Gefäße verschlüsselungsfähig:

3-300   optische Kohärenztomographie (OCT)

3-300.3   periphere Gefäße

Die Erfassungsmöglichkeit wurde in der 8-836.* ((Perkutan-) transluminale Gefäßintervention) explizit verankert.

13.3.3 Endovaskuläre Implantation von Stent-Prothesen

Innerhalb der 5-38a (Endovaskuläre Implantation von Stent-Prothesen) wurde die Möglichkeit zur Erfassung eine Mitversorgung von Seitarmen (oder eben nicht) differenzierter gestaltet. Der allgemeine Hinweis lautet dazu:

Hinw.: Bei Implantation mehrerer Stent-Prothesen ist jedes Implantat gesondert zu kodieren mit Ausnahme der iliakalen Stent-Prothesen ohne Seitenarm. Hier ist die Anzahl der Stent-Prothesen zu verschlüsseln. Die zusätzliche Verwendung von nicht großlumigen Stent-Prothesen zur Versorgung thorakaler oder abdominaler Gefäßabgänge ist gesondert zu kodieren (8-842 ff.)

5-38a.4   Arterien Becken

~~5-38a.40~~   ~~Stent-Prothese, iliakal ohne Seitenarm~~

5-38a.41 ↔ Stent-Prothese, iliakal mit Seitenarm
           Exkl.: Versorgung eines iliakalen Gefäßabganges in Chimney-Technik (5-38a.42)

5-38a.42 ↔ Stent-Prothese, mit Versorgung eines Gefäßabganges in Chimney-Technik

           Inkl.: Stent-Prothese mit Versorgung eines Gefäßabganges in Schnorchel-Technik, in Periskop-Technik, in Sandwich-Technik oder in Parallelgraft-Technik

           Hinw.: Dieser Kode ist für die gleichzeitige Implantation einer Stent-Prothese in die A. iliaca communis und einer kleinlumigen Stent-Prothese in die A. iliaca interna zu verwenden

5-38a.43   1 Stent-Prothese, iliakal ohne Seitenarm

5-38a.44   2 Stent-Prothesen, iliakal ohne Seitenarm

5-38a.45   3 oder mehr Stent-Prothesen, iliakal ohne Seitenarm

13.3.4 Blade-Angioplastie (Scoring- oder Cutting-balloon)

Sowohl für den kardiologischen, wie auch für den angiologischen Schlüssel wurde folgender Hinweis aufgenommen:

Hinw.: Die Art und die Anzahl der verwendeten medikamentefreisetzenden Ballons sind gesondert zu kodieren (8-83b.b ff.)

Wir vermuten, dass es sich um einen Fehler handelt, da Cutting Ballons nicht systematisch mit medikamentenfreisetzenden Ballons kombiniert werden müssen.

13.3.5 Perkutane Einführung eines Antiembolie-Schirmes

Für die venösen Antiembolie-Systeme kann ab 2018 differenziert werden, ob diese integriert sind oder nicht:

8-839.1	Perkutane Einführung eines Antiembolie-Schirmes
8-839.10	Antiembolie-Schirm, nicht integriert in zentralen Venenkatheter
	Inkl.: Perkutane Einführung eines Vena-cava-Filters
8-839.11	Antiembolie-Schirm, integriert in zentralen Venenkatheter
	Inkl.: Perkutane Einführung eines rückholbaren Vena-cava-inferior-Filters

13.3.6 Aus Einzeldrähten verwobene Nitinolstents

Durch diese Technologie sollen besonders in bewegungsaktiven Gefäßsegmenten mechanisch induzierte Stentbrüche vermieden werden. 2018 wurden die aus Einzeldrähten verwobenen Nitinolstents abbildbar und bis zu 6 Stents zählbar:

8-84d	(Perkutan-)transluminale Implantation von aus Einzeldrähten verwobenen Nitinolstents
	Hinw.: Die Lokalisation ist in der 6. Stelle nach der Liste vor Kode 8-840 zu kodieren

8-84d.0**   Ein Stent
[Subklassifikation - 6. Stelle: 2,8,c,e,q,s,x]

8-84d.1**   Zwei Stents
[Subklassifikation - 6. Stelle: 2,8,c,e,q,s,x]

8-84d.2**   Drei Stents
[Subklassifikation - 6. Stelle: 2,8,c,e,q,s,x]

8-84d.3**   Vier Stents
[Subklassifikation - 6. Stelle: 2,8,c,e,q,s,x]

8-84d.4**   Fünf Stents
[Subklassifikation - 6. Stelle: 2,8,c,e,q,s,x]

8-84d.5**   Sechs oder mehr Stents
[Subklassifikation - 6. Stelle: 2,8,c,e,q,s,x]

13.3.7 Intensivmedizinische Komplexbehandlung

Für die Mindestmerkmale der Basisprozedur wurde klargestellt, was unter „... ständige ärztliche Anwesenheit auf der Intensivstation muss gewährleistet sein ..." zu verstehen ist. Wörtlich heißt es: „Der Arzt der Intensivstation kann zu einem kurzfristigen Notfalleinsatz innerhalb des Krankenhauses (z. B. Reanimation) hinzugezogen werden."

13.3.8 Aufwendige intensivmedizinische Komplexbehandlung

Anders als für die „normale" intensivmedizinische Komplexbehandlung sind die Anforderungen für die „aufwendige intensivmedizinische Komplexbehandlung" deutlich höher:

- Ein Facharzt mit der Zusatzweiterbildung „Intensivmedizin" (die Behandlungsleitung oder ein anderer Facharzt mit der Zusatzweiterbildung „Intensivmedizin") muss werktags (Montag bis Freitag) zwischen 8 und 18 Uhr mindestens 7 Stunden auf der Intensivstation anwesend sein.
- Außerhalb dieser Anwesenheitszeit muss ein Facharzt mit der Zusatzweiterbildung „Intensivmedizin" innerhalb von

30 Minuten am Patienten verfügbar sein.

- Ein Facharzt mit der Zusatzweiterbildung „Intensivmedizin" (die Behandlungsleitung oder ein anderer Facharzt mit der Zusatzweiterbildung „Intensivmedizin") muss täglich mindestens eine Visite durchführen.

Auch die notwendigen Verfügbarkeiten wurden angepasst. Für das eigene Haus gilt nunmehr:

- nicht mehr obligat vorgehalten werden müssen:
  – Radiologische Diagnostik mittels CT, DSA oder MRT
  – Interventionelle Kardiologie mit Akut-PTCA

- neu obligat vorgehalten werden müssen:
  – Kontinuierliche und intermittierende Nierenersatzverfahren
  – Endoskopie des Gastrointestinaltraktes und des Tracheobronchialsystems

  – Intrakranielle Druckmessung oder Hybrid-Operationssaal für kardiovaskuläre Eingriffe
  – Transösophageale Echokardiographie
- umgekehrt wurden aus der Liste „Vorhaltung von 3 der 4 Verfahren" gestrichen:
  – Intrakranielle Druckmessung
  – Transösophageale Echokardiographie
  – Mikrobiologische Diagnostik

- wohingegen in die Liste „Vorhaltung von 3 der 4 Verfahren" aufgenommen wurden:
  – Radiologische Diagnostik mittels CT und MRT
  – Interventionelle Kardiologie mit Akut-PTCA
  – Interventionelle (Neuro)radiologie mit akuter endovaskulärer Therapie von Gefäß- und
  – Organverletzungen und/oder zerebralen Gefäßverschlüssen
  – Laborleistungen

Zu guter Letzt wurde die Innere Medizin aus der Liste der „konsiliarisch in 30min verfügbaren Fachdisziplinen" gestrichen, die nunmehr noch 8 Fachgebiete umfasst.

13.4 Deutsche Kodierrichtlinien 2018

Die Veränderungen der DKR waren 2018 insgesamt sehr moderat. In den Allgemeinen Kodierrichtlinien kam es im Wesentlichen zu Anpassungen der Beispiele an die Veränderungen im ICD-10 bzw. OPS-Bereich. Für die speziellen Kodierrichtlinien ergaben sich im Wesentlichen ebenfalls nur Anpassungen der Beispiele an die Veränderungen im ICD-10 bzw. OPS-Bereich.

Da somit die Änderungen kaum Auswirkungen im weitesten Sinne haben, werden sie hier nur aufgelistet:

mit direktem Bezug zur Angiologie

P005k   Multiple Prozeduren/Prozeduren, unterschieden auf der Basis von Größe, Zeit oder Anzahl/Bilaterale Prozeduren

Anpassung von Beispiel 1 an die geänderte Formulierung bei dem OPS-Kode 8-837.k0 Perkutan-transluminale Gefäßintervention an Herz und Koronargefäßen, Einlegen eines nicht medikamenten-freisetzenden Stents, ein Stent in eine Koronararterie.

D012i   Mehrfachkodierung

Aufnahme der neu in die ICD-10-GM aufgenommenen Diagnose U69.13! für den Herz-Kreislauf-Stillstand vor Aufnahme in das Krankenhaus in die Tabelle 2.

ohne direkten Bezug zur Angiologie
Es ergaben sich Änderungen in:

D002f   Hauptdiagnose
D010a   Kombinations-Schlüsselnummern

P003q	Hinweise und formale Vereinbarungen für die Benutzung des OPS
P017q	Klinische Obduktion bzw. Obduktion zur Qualitätssicherung
0103f	Bakteriämie, Sepsis, SIRS und Neutropenie
0215q	Lymphom

13.5 AOP

Da 2017 umfangreiche Umbauten im EBM erfolgten, ist die Veröffentlichung der AOP-Kataloge 2018 nicht vor Ende Januar geplant. Das liegt daran, dass diese Kataloge ja u. a. auch die Zuordnung(en) von OPS auf EBM enthalten. Daher kann für 2018 an dieser Stelle keine Darstellung erfolgen.

14 Notwendigkeit stationärer Behandlung/G-AEP

Der G-AEP Katalog dient der Prüfung der Notwendigkeit einer stationären Behandlung im Sinne des Prüfverfahrens gem. § 17c Abs. 4 Satz 9 KHG. Er ist der Anlage 2 zu den gemeinsamen Empfehlungen zu diesem Prüfverfahren und entspricht der Einigung der Spitzenverbände der Krankenkassen und die Deutsche Krankenhausgesellschaft. Das „G" bedeutet, dass es sich um die deutsche (german) Weiterentwicklung der amerikanischen Kriterien handelt.

Die Grundidee der G-AEP ist eigentlich umgekehrt zum landläufigen Verständnis. Die G-AEP Kriterien sollen nämlich bei der Entscheidung helfen, unter welchen Umständen an sich ambulant erbringbare Leistungen besser in ein Krankenhaus gehören.

Dem G-AEP-Entwicklungsbericht des MDS stellt der Anlage 2 zu den gemeinsamen Empfehlungen zum Prüfverfahren gem. § 17c Abs. 4 Satz 9 KHG (d.h. die Stichprobenprüfung und nicht die Einzelfallprüfung) folgende Erläuterung voran:

... G-AEP-Kriterien sind Kriterien, die entweder alleine oder mit Zusatzkriterien einen Krankenhausaufenthalt begründen können. Sie sind unterteilt in die 6 Kategorien (A – F) mit insgesamt 33 Kriterien.

A   Schwere der Erkrankung (11 Kriterien)
    Kategorie A beinhaltet 11 Kriterien, wovon 2 alleine und 9 Kriterien in Verbindung mit einem Kriterium der Kategorie B (Intensität der Behandlung) den stationären Aufenthalt begründen.

B   Intensität der Behandlung (5 Kriterien)
    Kategorie B beinhaltet Kriterien zur Behandlungsintensität. Bei 4 dieser Kriterien ist zusätzlich ein Kriterium der Kategorie A (Schwere der Erkrankung) zu fordern.

C   Operation/Invasive Maßnahme (außer Notfallmaßnahmen) (2 Kriterien)
     Kategorie C enthält Operationen bzw. invasive Maßnahmen, die zusätzlich ein Kriterium der Kategorien A (Schwere der Erkrankung), D (Komorbidität), (Notwendigkeit intensiver postoperativer Betreuung) oder F (Soziale Faktoren) benötigen.

D   Komorbiditäten in Verbindung mit Operationen oder krankenhausspezifischen Maßnahmen (6 Kriterien)
     Kriterien der Kategorie D bezeichnen Komorbiditäten, die in Verbindung mit Operationen oder anderen krankenhausspezifischen Maßnahmen einen stationären Aufenthalt begründen.

E   Notwendigkeit intensiver postoperativer Betreuung in Verbindung mit Operationen oder krankenhausspezifischen Maßnahmen (6 Kriterien)
     Die Kriterien der Kategorie E sind Kriterien, die die Notwendigkeit einer intensiven postoperativen Betreuung begründen.

F   Soziale Faktoren, aufgrund derer eine sofortige medizinische Versorgung des Patienten im Falle postoperativer Komplikationen nicht möglich wäre, in Verbindung mit Operationen oder krankenhausspezifischen Maßnahmen, – geprüft und dokumentiert – (4 Kriterien)
     Die Kriterien der Kategorie F begründen einen stationären Aufenthalt in Verbindung mit Operationen oder krankenhausspezifischen Maßnahmen. Sie müssen vom Krankenhausarzt geprüft und dokumentiert werden. In der Praxis ist die Akzeptanz der Kriterien der Kategorie F bei den Kostenträgern nicht immer hoch, so dass eine Begründung nur darüber eher selten als ausreichend angesehen wird.

Nachfolgend sind die 6 Tabellen (A–F) zum besseren Verständnis aufgeführt. Diese sind auch auf der Homepage des MDK nachzulesen:

A Schwere der Erkrankung

Nr.	Kriterium	In Verb. mit Zusatzkriterium + B (Intensität der Behandlung)
A01	Plötzliche Bewusstlosigkeit oder akuter Verwirrtheitszustand (Koma oder Nichtansprechbarkeit)	Nein
A02	Pulsfrequenz: < 50/min oder > 140/min.	Ja
A03	Blutdruck: systolisch < 90 oder > 200mmHg; diastolisch < 60 oder > 120mmHg	Ja
A04	Akuter Verlust der Seh- oder Hörfähigkeit oder des Gleichgewichtssinnes	Nein
A05	Akute Lähmung oder andere akute neurologische Symptomatik	Ja
A06	lebensbedrohliche Infektion oder anhaltendes oder intermittierendes Fieber (> 38,0 °C Kerntemperatur)	Ja
A07	Akute/Subakute Blutung mit interventionsbedürftigem Hämoglobinabfall	Ja
A08	Schwere Elektrolytstörung oder Blutgasentgleisung oder aktuelle Entgleisung harnpflichtiger Substanzen	Ja
A09	Akute oder progrediente Störung mit erkennbarer vitaler Gefährdung	Ja
A10	Dringender Verdacht oder Nachweis einer myokardialen Ischämie	Nein
A11	Krankheit, die eine Behandlung mit onkologischen Chemotherapeutika oder anderen potenziell lebensbedrohlichen Substanzen erfordert	Ja

B Intensität der Behandlung

Nr.	Kriterium	In Verb. mit Zusatzkriterium + A (Schwere der Erkrankung)
B01	Kontinuierliche bzw. intermittiernde intravenöse Medikation/Infusion (schließt Sondenernährung nicht ein)	Ja
B02	Operation, Intervention oder spezielle diagnostische Maßnahme innerhalb der nächsten 24 Stunden, die die besonderen Mittel und Einrichtungen eines Krankenhauses erfordert	Nein
B03	Mehrfache Kontrolle der Vitalzeichen, alle 2 Stunden oder häufiger	Ja
B04	Behandlung auf einer Intensivstation	Nein
B05	Intermittierende, mehrmals tägliche oder kontinuierliche, assistierte oder kontrollierte Beatmung	Nein

C Operation/Invasive Maßnahme (außer Notfallmaßnahmen)

Nr.	Kriterium	In Verb. mit Zusatzkriterium A, D, E oder F
C01	Operation/Prozedur, die unstrittig nicht ambulant erbracht werden kann	Nein
C02	*Leistungen, die gemäß des Vertrages nach § 115b Abs. 1 SGB V in der Regel ambulant erbracht werden sollen (mit [*] Sternchen gekennzeichnete Leistungen aus dem aktuellen Katalog ambulanter Operationen und stationsersetzender Eingriffe nach Anlage 1) und ein Kriterium der allgemeinen Tatbestände gemäß § 3 Abs. 3 des Vertrages nach § 115b Abs. 1 SGB V erfüllen*	Ja

D Komorbiditäten in Verbindung mit Operationen oder krankenhausspezifischen Maßnahmen

Nr.	Kriterium
D01	Signifikant pathologische Lungenparameter
D02	Schlafapnoe-Syndrom: Anamnestisch bekanntes mittelschweres oder schweres Schlafapnoe-Syndrom
D03	Blutkrankheiten: Interventionsrelevante Gerinnungsstörung oder therapiepflichtige Blutkrankheit
D04	Manifeste Herzerkrankungen: Angina pectoris Grad III oder IV (CCS) oder manifeste Herzinsuffizienz Grad III oder IV (NYHA)
D05	Maligne Hyperthermie in der Eigen- oder Familienanamnese
D06	Patienten, bei denen eine besonders überwachungspflichtige Behandlung der folgenden Erkrankungen dokumentiert ist: • endokrine Erkrankungen (z. B. Diabetes) • Bronchospastische Lungenerkrankungen • Schlaganfall und/oder Herzinfarkt • Behandlungsrelevante Nieren-/Leberfunktionsstörung

E Notwendigkeit intensiver postoperativer Betreuung in Verbindung mit Operationen oder krankenhausspezifischen Maßnahmen

Nr.	Kriterium
E01	Voraussichtliche postoperative Überwachungspflicht über 12 Stunden nach Narkoseende
E02	Amputationen
E03	Gefäßchirurgische Operationen (arteriell und/oder zentral)
E04	Einsatz und Entfernung von stabilisierenden Implantaten, ausgenommen z. B. nach unkomplizierten Hand-, Handgelenkssowie Fuß-, und Sprunggelenksoperationen
E05	Einsatz von Drainageschläuchen mit kontinuierlicher Funktionskontrolle
E06	Kathetergestützte Schmerztherapie

F Soziale Faktoren, aufgrund derer eine sofortige medizinische Versorgung des Patienten im Falle postoperativer Komplikationen nicht möglich wäre, in Verbindung mit Operationen oder krankenhausspezifischen Maßnahmen – geprüft und dokumentiert –

Nr.	Kriterium
F01	Fehlende Kommunikationsmöglichkeit, z. B. da der Patient allein lebt und kein Telefon erreichen kann
F02	Keine Transportmöglichkeit oder schlechte Erreichbarkeit durch Stellen, die Notfallhilfe leisten könnten
F03	Mangelnde Einsichtsfähigkeit des Patienten
F04	Fehlende Versorgungsmöglichkeiten

15   Ambulantes Operieren

Gemäß § 115b SGB V sind die Kliniken verpflichtet, die im AOP-Katalog aufgelisteten Leistungen ambulant durchzuführen. Man unterscheidet dabei Eingriffe, die „in der Regel ambulant" (mit „1" gekennzeichnet) und Eingriffe, die „entweder ambulant oder stationär" (mit „2" gekennzeichnet) durchgeführt werden können. „In der Regel ambulante" Eingriffe können nur dann stationär durchgeführt werden, wenn Kriterien der allgemeinen Tatbestände gem. § 3 Abs. 3 des Vertrages nach § 115b Abs. 1 SGB V vorliegen.

Um einen reibungslosen Ablauf im Krankenhaus zu gewährleisten, ist es unumgänglich, dass die aufnehmenden Ärzte um die Bedeutung des AOP-Kataloges wissen und für das jeweilige Haus die wichtigsten AOP-Prozeduren kennen. Nur so kann bereits bei der Aufnahme entschieden werden, ob ein Patient stationär oder ambulant geführt wird. Die Gründe für diese Entscheidung orientieren sich idealerweise an den zuvor beschriebenen G-AEP Kriterien. Sie müssen auch in jedem Fall schriftlich in der Akte dokumentiert sein, da ansonsten die Gefahr eines negativen MDK-Gutachtens zur primären Fehlbelegung extrem hoch ist.

15.1 Aus AOP wird stationär

Entwickelt sich im Rahmen einer ambulanten Intervention die Notwendigkeit der stationären Aufnahme (z. B. eine Komplikation), so ist die ursprüngliche Diagnose des AOP-Falles auch die Hauptdiagnose des stationären Falles. Die Komplikation – oder was auch immer die Notwendigkeit der stationären Aufnahme begründet hat – wird dann nur zur Nebendiagnose [MDK 2, So-001]. Selbstverständlich werden auch alle anderen Diagnosen, die die Kriterien „Nebendiagnose" der DKR erfüllen, nun miterfasst.

15.2 Systematik des AOP-Katalogs

Der komplette (korrekte) Titel des AOP-Katalogs lautet: „Katalog ambulant durchführbarer Operationen und sonstiger stationsersetzender Eingriffe gemäß § 115b SGB V im Krankenhaus". Er wird jährlich aktualisiert und ist im Internet leicht abrufbar. Es gibt insgesamt 3 Abschnitte:

Abschnitt 1 bezieht sich auf Anhang 2 zu Kapitel 31 des EBM und beinhaltet ambulant durchführbare Operationen, die in diesem Anhang aufgeführt sind. Anders ausgedrückt: Hier finden sich ausschließlich Angaben zu OPS-Kodes sowie die Zuordnungen in die Kategorien 1 und 2.

Abschnitt 2 beinhaltet ambulant durchführbare Operationen, die im EBM nicht im Anhang 2 zu Kapitel 31 aufgeführt sind. Deswegen listet Abschnitt 2 neben dem OPS und den Kategorien auch die dazugehörigen EBM-Ziffern und -Leistungen. Das ist nötig, weil für diese Prozeduren keine eindeutige Zuordnung von OPS-Kodes zu EBM-Ziffern existiert.

Abschnitt 3 enthält ambulant durchführbare Operationen und sonstige stationsersetzende Leistungen, für die es zwar EBM-Ziffern und -Leistungen gibt, aber keine OPS. Deswegen Abschnitte 3 nur die Leistungsbeschreibung des EBM und keine OPS.

Angiologische Prozeduren finden sich quasi ausschließlich in Abschnitt 2. Auf die Bedeutung der Kategorien ist oben schon eingegangen worden. Man unterscheidet Eingriffe, die „in der Regel ambulant" (mit „1" gekennzeichnet) und Eingriffe, die „entweder ambulant oder stationär" (mit „2" gekennzeichnet) durchgeführt werden können.

15.3 AOP-Kataloge

Wie oben erwähnt, erfolgten 2017 umfangreiche Umbauten im EBM. Dadurch ist die Veröffentlichung der AOP-Kataloge 2018 nicht vor Ende Januar geplant. Als Referenz seien hier die AOP-Kataloge 2017 aufgeführt. Wir bitten jedoch darum, sich bei den einschlägigen Quellen (s. Linksammlung weiter hinten im Buch) ggf. genauer kundig zu machen.

OPS	(¹)	OPS-Text	(²)
Abschnitt 1: Maßnahmen aus Anhang 2 zu Kapitel 31 des EBM			
5-385.4	↔	Unterbindung, Exzision und Stripping von Varizen: Transkutane Unterbindung der Vv. perforantes (als selbständiger Eingriff)	1
5-385.5	↔	Unterbindung, Exzision und Stripping von Varizen: Endoskopische Diszision der Vv. perforantes (als selbständiger Eingriff)	1
5-385.6	↔	Unterbindung, Exzision und Stripping von Varizen: Endoskopische Diszision der Vv. perforantes mit Fasziotomie (als selbständiger Eingriff)	1
5-385.70	↔	Unterbindung, Exzision und Stripping von Varizen: Crossektomie und Stripping: V. saphena magna	1, Rezidiv:2
5-385.72	↔	Unterbindung, Exzision und Stripping von Varizen: Crossektomie und Stripping: V. saphena parva	2
5-385.74	↔	Unterbindung, Exzision und Stripping von Varizen: Crossektomie und Stripping: Vv. saphenae magna et parva	2
5-385.80	↔	Unterbindung, Exzision und Stripping von Varizen: (Isolierte) Crossektomie: V. saphena magna	1
5-385.82	↔	Unterbindung, Exzision und Stripping von Varizen: (Isolierte) Crossektomie: V. saphena parva	1
5-385.84	↔	Unterbindung, Exzision und Stripping von Varizen: (Isolierte) Crossektomie: Vv. saphenae magna et parva	1
5-385.90	↔	Unterbindung, Exzision und Stripping von Varizen: Exhairese (als selbständiger Eingriff): V. saphena magna	1, Rezidiv:2

Abschnitt 1: Maßnahmen aus Anhang 2 zu Kapitel 31 des EBM

OPS	(¹)	OPS-Text	(²)
5-385.92	↔	Unterbindung, Exzision und Stripping von Varizen: Exhairese (als selbständiger Eingriff): V. saphena parva	1
5-385.94	↔	Unterbindung, Exzision und Stripping von Varizen: Exhairese (als selbständiger Eingriff): Vv. saphenae magna et parva	1
5-385.96	↔	Unterbindung, Exzision und Stripping von Varizen: Exhairese (als selbständiger Eingriff): Seitenastvarize	1
5-385.d0	↔	Unterbindung, Exzision und Stripping von Varizen: (Isolierte) Rezidivcrossektomie: V. saphena magna	2
5-385.d1	↔	Unterbindung, Exzision und Stripping von Varizen: (Isolierte) Rezidivcrossektomie: V. saphena parva	2
5-385.d2	↔	Unterbindung, Exzision und Stripping von Varizen: (Isolierte) Rezidivcrossektomie: V. saphena magna et parva	2
5-392.0		Anlegen eines arteriovenösen Shuntes: Äußerer AV-Shunt	2
5-392.10		Anlegen eines arteriovenösen Shuntes: Innere AV-Fistel (Cimino-Fistel): Ohne Vorverlagerung der Vena basilica	2
5-392.11		Anlegen eines arteriovenösen Shuntes: Innere AV-Fistel (Cimino-Fistel): Mit Vorverlagerung der Vena basilica	2
5-392.2		Anlegen eines arteriovenösen Shuntes: Innere AV-Fistel mit allogenem Material	2
5-392.30		Anlegen eines arteriovenösen Shuntes: Innere AV-Fistel mit alloplastischem Material: Mit Implantat ohne Abstrom in den rechten Vorhof	2
5-394.6		Revision einer Blutgefäßoperation: Verschluss eines arteriovenösen Shuntes	1
5-399.1		Andere Operationen an Blutgefäßen: Verschluss einer arteriovenösen Fistel	1

Abschnitt 1: Maßnahmen aus Anhang 2 zu Kapitel 31 des EBM

OPS	(¹)	OPS-Text	(²)
5-399.5		Andere Operationen an Blutgefäßen: Implantation und Wechsel von venösen Katheterverweilsystemen (z.B. zur Chemotherapie oder zur Schmerztherapie)	1, bei onkologischen Patienten: 2
5-399.7		Andere Operationen an Blutgefäßen: Entfernung von venösen Katheterverweilsystemen (z. B. zur Chemotherapie oder zur Schmerztherapie)	1
5-399.b0		Andere Operationen an Blutgefäßen: Implantation und Wechsel einer implantierbaren Medikamentenpumpe (z. B. zur Chemotherapie oder zur Schmerztherapie): Medikamentenpumpe mit konstanter Flussrate	2
5-399.b1		Andere Operationen an Blutgefäßen: Implantation und Wechsel einer implantierbaren Medikamentenpumpe (z. B. zur Chemotherapie oder zur Schmerztherapie): Programmierbare Medikamentenpumpe mit kontinuierlicher Abgabe bei variablem Tagesprofil	2
5-399.b2		Andere Operationen an Blutgefäßen: Implantation und Wechsel einer implantierbaren Medikamentenpumpe (z. B. zur Chemotherapie oder zur Schmerztherapie): Medikamentenpumpe mit integrierter elektronischer Okklusionsüberwachung	2
5-399.c		Andere Operationen an Blutgefäßen: Revision einer implantierbaren Medikamentenpumpe (z. B. zur Chemotherapie oder zur Schmerztherapie)	2
5-399.d		Andere Operationen an Blutgefäßen: Entfernung einer implantierbaren Medikamentenpumpe (z. B. zur Chemotherapie oder zur Schmerztherapie)	1

Abschnitt 2: Maßnahmen außerhalb Anhang 2 zu Kapitel 31 des EBM

OPS	(¹)	OPS-Text	EBM-Nr. (³)	EBM-Leistung	(²)
3-600		Arteriographie der intrakraniellen Gefäße	34283 + 34284	Serienangiographie + Zuschlag	2
3-601		Arteriographie der Gefäße des Halses	34283 + 34285	Serienangiographie + Zuschlag	2
3-602		Arteriographie des Aortenbogens	34283 + 34285	Serienangiographie + Zuschlag	2
3-603		Arteriographie der thorakalen Gefäße	34283 + 34285	Serienangiographie + Zuschlag	2
3-604		Arteriographie der Gefäße des Abdomens	34283 + 34285	Serienangiographie + Zuschlag	2
3-605		Arteriographie der Gefäße des Beckens	34283 + 34285	Serienangiographie + Zuschlag	2
3-606	↔	Arteriographie der Gefäße der oberen Extremitäten	34283 + 34285	Serienangiographie + Zuschlag	2
3-607	↔	Arteriographie der Gefäße der unteren Extremitäten	34283 + 34285	Serienangiographie + Zuschlag	2
3-608		Superselektive Arteriographie	34283 + 34284 oder 34283 + 34285	Serienangiographie + Zuschläge	2
3-613	↔	Phlebographie der Gefäße einer Extremität	34294	Phlebographie	1

190

Abschnitt 2: Maßnahmen außerhalb Anhang 2 zu Kapitel 31 des EBM

OPS	(¹)	OPS-Text	EBM-Nr. (³)	EBM-Leistung	(²)
3-614	↔	Phlebographie der Gefäße einer Extremität mit Darstellung des Abflussbereiches	34294	Phlebo-graphie	1
8-836.02	↔	Perkutan-transluminale Gefäßintervention: Angioplastie (Ballon): Gefäße Schulter und Oberarm	34283 + 34286	Serienan-giographie + Zuschlag	2
8-836.03	↔	Perkutan-transluminale Gefäßintervention: Angioplastie (Ballon): Gefäße Unterarm	34283 + 34286	Serienan-giographie + Zuschlag	2
8-836.0e	↔	Perkutan-transluminale Gefäßintervention: Angioplastie (Ballon): Künstliche Gefäße	34283 + 34286	Serienan-giographie + Zuschlag	2
8-836.0q	↔	Perkutan-transluminale Gefäßintervention: Angioplastie (Ballon): Andere Aterien abdomi-nal und pelvin	34283 + 34286	Serienan-giographie + Zuschlag	2
8-836.0s	↔	Perkutan-transluminale Gefäßintervention: Angioplastie (Ballon): Arterien Oberschenkel	34283 + 34286	Serienan-giographie + Zuschlag	2
8-836.13	↔	Perkutan-transluminale Gefäßintervention: Bla-de-Angioplastie (Scoring-oder Cutting-balloon): Gefäße Unterarm	34283 + 34286	Serienan-giographie + Zuschlag	2

Abschnitt 2: Maßnahmen außerhalb Anhang 2 zu Kapitel 31 des EBM

OPS	(¹)	OPS-Text	EBM-Nr. (³)	EBM-Leistung	(²)
8-836.1e		Perkutan-transluminale Gefäßintervention: Blade-Angioplastie (Scoring- oder Cutting-balloon): Künstliche Gefäße	34283 + 34286	Serienangiographie + Zuschlag	2
8-836.1h	↔	Perkutan-transluminale Gefäßintervention: Blade-Angioplastie (Scoring- oder Cutting-balloon): Andere Arterien abdominal und pelvin	34283 + 34286	Serienangiographie + Zuschlag	2
8-836.1k	↔	Perkutan-transluminale Gefäßintervention: Blade-Angioplastie (Scoring- oder Cutting-balloon): Arterien Oberschenkel	34283 + 34286	Serienangiographie + Zuschlag	2
8-836.23	↔	Perkutan-transluminale Gefäßintervention: Laser-Angioplastie: Gefäße Unterarm	34283 + 34286	Serienangiographie + Zuschlag	2
8-836.2e		Perkutan-transluminale Gefäßintervention: Laser-Angioplastie: Künstliche Gefäße	34283 + 34286	Serienangiographie + Zuschlag	2
8-836.2h	↔	Perkutan-transluminale Gefäßintervention: Laser-Angioplastie: Andere Arterien abdominal und pelvin	34283 + 34286	Serienangiographie + Zuschlag	2
8-836.2k	↔	Perkutan-transluminale Gefäßintervention: Laser-Angioplastie: Arterien Oberschenkel	34283 + 34286	Serienangiographie + Zuschlag	2

Abschnitt 2: Maßnahmen außerhalb Anhang 2 zu Kapitel 31 des EBM

OPS	(¹)	OPS-Text	EBM-Nr. (³)	EBM-Leistung	(²)
8-836.33	↔	Perkutan-transluminale Gefäßintervention: Atherektomie: Gefäße Unterarm	34283 + 34286	Serienangiographie + Zuschlag	2
8-836.3e		Perkutan-transluminale Gefäßintervention: Atherektomie: Künstliche Gefäße	34283 + 34286	Serienangiographie + Zuschlag	2
8-836.3h	↔	Perkutan-transluminale Gefäßintervention: Atherektomie: Andere Arterien abdominal und pelvin	34283 + 34286	Serienangiographie + Zuschlag	2
8-836.3k	↔	Perkutan-transluminale Gefäßintervention: Atherektomie: Arterien Oberschenkel	34283 + 34286	Serienangiographie + Zuschlag	2
8-836.83	↔	Perkutan-transluminale Gefäßintervention: Thrombektomie: Gefäße Unterarm	34283 + 34286	Serienangiographie + Zuschlag	2
8-836.8e		Perkutan-transluminale Gefäßintervention: Thrombektomie: Künstliche Gefäße	34283 + 34286	Serienangiographie + Zuschlag	2
8-836.wk	↔	Perkutan-transluminale Gefäßintervention: Atherektomie unter peripherem Embolieschutz: Arterien Oberschenkel	34283 + 34286	Serienangiographie + Zuschlag	2

(1)   Bei OPS-Kodes, die mit einem Pfeil (↔) gekennzeichnet sind, handelt es sich um Prozedurenkodes, die im offiziellen OPS Version 2015 eine Seitenangabe vorsehen. Im Katalog ambulantes Operieren bedeutet der Pfeil, dass es sich hier grundsätzlich um einseitige Eingriffe handelt. Beidseitige Eingriffe können zu diesen Kodes nur dann von Krankenhäusern im Rahmen des Vertrages nach § 115b SGB V erfolgen, wenn diese Leistungen in der Vergangenheit bereits üblicher Weise von den Krankenhäusern ambulant erbracht und abgerechnet wurden. Die abschließende Definition beidseitiger Eingriffe, mit Kategoriezuordnung, die in den Katalog ambulantes Operieren aufgenommen werden sollen, wird bei der nächsten Überarbeitung erfolgen. Bei OPS-Kodes mit den im Katalog aufgeführten Zusatzkennzeichen R für rechts, L für links oder B für beidseits können einseitige oder beidseitige Eingriffe im Rahmen des Vertrages nach § 115b SGB V erbracht werden. Abrechnungsgrundlage sind die Regelungen des EBM.

(2)   Leistungen, die in der Regel ambulant erbracht werden können sind mit der Ziffer „1" gekennzeichnet. Leistungen, bei denen sowohl eine ambulante, als auch eine stationäre Durchführung möglich ist, sind mit der Ziffer „2" gekennzeichnet. Bei Vorliegen bzw. Erfüllung der Kriterien der allgemeinen Tatbestände gem. § 3 Abs. 3 des Vertrages nach § 115b Abs. 1 SGB V kann bei Leistungen mit der Ziffer „1" jedoch eine stationäre Durchführung dieser Eingriffe erforderlich sein. Zu einigen OPS-Kodes existiert eine z. B. nach Alter oder Diagnose differenzierte Zuordnung der Kategorie, die den entsprechenden Kategoriefeldern im Einzelnen zu entnehmen ist.

(3)   In Einzelfällen ist eine eindeutige Zuordnung eines OPS-Kodes zu einer EBM-Leistung aus fachlichen Gründen nicht möglich. In diesen Fällen wurde der OPS-Kode zweimal in den Katalog aufgenommen mit jeweils unterschiedlicher EBM-Zuordnung. In anderen Fällen wurden mehrere EBM-Leistungen einem OPS-Kode zugeordnet. Dies erfolgte dann, wenn die Abrechnung mehrerer EBM-Leistungen bei diesem OPS-Kode obligat ist.

(4)   1, Rezidiv: 2.

(5)   L1, bei onkologischen Patienten: 2.

16   Verbringung

Die Definition einer Verbringung kann in den Allgemeinen Bedingungen der Krankenhausbehandlung (Landesvertrag nach § 112 Abs. 2 Satz 1 Nr. 1 SGB V) in den Bundesländern unterschiedlich definiert sein.

Im aktuellen Landesvertrag von Baden-Württemberg (aus dem Jahr 2006) wurde die Verbringung beispielsweise festgelegt:

Zitat: *§ 7 Verweisung, Verbringung und Verlegung*

(1) ...

(2) Eine Verlegung liegt nicht vor, wenn der Patient während des stationären Aufenthaltes zur Mitbehandlung in ein anderes Krankenhaus verbracht wird und er an demselben Tag wieder in ersteres zurückkehrt (Verbringung). Bei der Verbringung verbleibt der Patient weiterhin in der verantwortlichen Zuständigkeit des ersteren Krankenhauses.

Es gibt also in Baden-Württemberg weder eine gesetzliche Grundlage einer „24-Stunden-Regel", noch kann eine Verbringung vorliegen, wenn z. B. weitreichende therapeutische Überlegungen im zweiten Krankenhaus stattfinden, ohne dass das erste Krankenhaus einen Einfluss darauf hatte. Allerdings sind die einzelnen Landesverträge sehr unterschiedlich. Daher lohnt es sich in jedem Fall, den jeweils gültigen Vertrag genau zu studieren.

Zur Kodierung von Verbringungsfälle ist jedoch bundesweit in der DKR P016 eindeutig festgelegt, dass die verbringende Klinik die durchgeführten Prozeduren zu verschlüsseln hat, schließlich rechnet sie ja auch die Leistung gegenüber der Krankenkasse ab [DKR P016].

17 Legende zu den Kodierbeispielen

ICD

I20.0	Instabile Angina pectoris
I26.0	Lungenembolie mit Angabe eines akuten Cor pulmonale
I28.8	Sonstige näher bezeichnete Krankheiten der Lungengefäße
I65.2	Verschluß und Stenose der A. carotis
I70.1	Atherosklerose der Nierenarterie
I70.23	pAVK III: Atherosklerose der Extremitätenarterien, Becken-Bein-Typ, mit Ruheschmerzen
I70.24	pAVK IV: Atherosklerose der Extremitätenarterien, Becken-Bein-Typ, mit Ulzeration
I70.25	pAVK IV: Atherosklerose der Extremitätenarterien, Becken-Bein-Typ, mit Gangrän
J44.80	COPD III: Sonstige näher bezeichnete chronische obstruktive Lungenkrankheit, FEV1 < 35 % des Sollwertes
J44.81	COPD IV: Sonstige näher bezeichnete chronische obstruktive Lungenkrankheit, FEV1 >= 35 % und < 50 % des Sollwertes
K55.0	Akute Gefäßkrankheiten des Darmes

OPS

1-275.3	Transarterielle Linksherz-Katheteruntersuchung, Koronarangiographie, Druckmessung und Ventrikulographie im linken Ventrikel, Druckmessung in der Aorta und Aortenbogendarstellung
1-276.0	Angiokardiographie als selbständige Maßnahme: Pulmonalisangiographie
3-601	Arteriographie der Gefäße des Halses
3-604 ↔	Arteriographie der Gefäße des Abdomens

3-607 ↔	Arteriographie der Gefäße der unteren Extremitäten
3-611.1	Phlebographie der Gefäße von Hals und Thorax, Pulmonalvenen
5-392.30	Anlegen innere AV-Fistel mit alloplastischem Material mit Implantat ohne Abstrom in den rechten Vorhof
5-392.31	Anlegen innere AV-Fistel mit alloplastischem Material mit Implantat mit Abstrom in den rechten Vorhof
8-836.0a ↔	Perkutan-transluminale Angioplastie (Ballon), Gefäße viszeral
8-836.0c ↔	Perkutan-transluminale Angioplastie (Ballon), Gefäße Unterschenkel
8-836.0m ↔	Perkutan-transluminale Angioplastie (Ballon), A. carotis interna extrakraniell mit A. carotis communis
8-836.0q ↔	Perkutan-transluminale Angioplastie (Ballon), andere Arterien abdominal und pelvin
8-836.0s ↔	Perkutan-transluminale Angioplastie (Ballon), Arterien Oberschenkel
8-836.11 ↔	Perkutan-transluminale Blade-Angioplastie (Scoring- oder Cutting-balloon),Gefäße Kopf extrakraniell und Hals
8-836.1a ↔	Perkutan-transluminale Blade-Angioplastie (Scoring- oder Cutting-balloon), Gefäße viszeral
8-836.1c ↔	Perkutan-transluminale Blade-Angioplastie (Scoring- oder Cutting-balloon), Gefäße Unterschenkel
8-836.1h ↔	Perkutan-transluminale Blade-Angioplastie (Scoring- oder Cutting-balloon), andere Arterien abdominal und pelvin
8-836.1k ↔	Perkutan-transluminale Blade-Angioplastie (Scoring- oder Cutting-balloon), Arterien Oberschenkel
8-836.2c ↔	Perkutan-transluminale Laser-Angioplastie, Gefäße Unterschenkel
8-836.2h ↔	Perkutan-transluminale Laser-Angioplastie, andere Arterien abdominal und pelvin

8-836.2k ↔	Perkutan-transluminale Laser-Angioplastie, Arterien Oberschenkel
8-836.31 ↔	Perkutan-transluminale Atherektomie,Gefäße Kopf extrakraniell und Hals
8-836.3a ↔	Perkutan-transluminale Atherektomie, Gefäße viszeral
8-836.3c ↔	Perkutan-transluminale Atherektomie, Gefäße Unterschenkel
8-836.3h ↔	Perkutan-transluminale Atherektomie, andere Arterien abdominal und pelvin
8-836.3k ↔	Perkutan-transluminale Atherektomie, Arterien Oberschenkel
8-836.6c ↔	Perkutan-transluminale Gefäßintervention, Fremdkörperentfernung, Gefäße Unterschenkel
8-836.6s ↔	Perkutan-transluminale Gefäßintervention, Fremdkörperentfernung, Arterien Oberschenkel
8-836.71 ↔	Perkutan-transluminale Gefäßintervention, selektive Thrombolyse, Gefäße Kopf extrakraniell und Hals
8-836.7c ↔	Perkutan-transluminale Gefäßintervention, selektive Thrombolyse, Gefäße Unterschenkel
8-836.7h ↔	Perkutan-transluminale Gefäßintervention, selektive Thrombolyse, andere Arterien abdominal und pelvin
8-836.7k ↔	Perkutan-transluminale Gefäßintervention, selektive Thrombolyse, Arterien Oberschenkel
8-836.81 ↔	Perkutan-transluminale Gefäßintervention, Thrombektomie, Gefäße Kopf extrakraniell und Hals
8-836.8c ↔	Perkutan-transluminale Gefäßintervention, Thrombektomie, Gefäße Unterschenkel
8-836.8h ↔	Perkutan-transluminale Gefäßintervention, Thrombektomie, andere Arterien abdominal und pelvin
8-836.8k ↔	Perkutan-transluminale Gefäßintervention, Thrombektomie, Arterien Oberschenkel

8-836.p1 ↔	Perkutan-transluminale Gefäßintervention, Rotationsthrombektomie, Gefäße Kopf extrakraniell und Hals
8-836.pc ↔	Perkutan-transluminale Gefäßintervention, Rotationsthrombektomie, Gefäße Unterschenkel
8-836.ph ↔	Perkutan-transluminale Gefäßintervention, Rotationsthrombektomie, andere Arterien abdominal und pelvin
8-836.pk ↔	Perkutan-transluminale Gefäßintervention, Rotationsthrombektomie, Arterien Oberschenkel
8-836.rc ↔	Perkutan-transluminale Gefäßintervention, Kryoplastie, Gefäße Unterschenkel
8-836.rh ↔	Perkutan-transluminale Gefäßintervention, Kryoplastie, andere Arterien abdominal und pelvin
8-836.rk ↔	Perkutan-transluminale Gefäßintervention, Kryoplastie, Arterien Oberschenkel
8-836.wc ↔	Perkutan-transluminale Atherektomie unter peripherem Embolieschutz, Gefäße Unterschenkel
8-836.wk ↔	Perkutan-transluminale Atherektomie unter peripherem Embolieschutz, Arterien Oberschenkel
8-836.wx ↔	Perkutan-transluminale Atherektomie unter peripherem Embolieschutz, sonstige Lokalisation
8-837.00	Perkutan-transluminale Angioplastie (Ballon) an Koronargefäßen, eine Koronararterie
8-837.4	Perkutan-transluminale Gefäßintervention an Herz und Koronargefäßen, Fremdkörperentfernung
8-838.31 ↔	Perkutan-transluminale Gefäßintervention, Einlegen eines Stent, Pulmonalvene
8-838.41 ↔	Perkutan-transluminale Gefäßintervention, Einlegen mehrerer Stents, Pulmonalvene
8-838.60	Perkutan-transluminale selektive Thrombolyse an Gefäßen des Lungenkreislaufes; Pulmonalarterie
8-83b.4	Verwendung eines hydrodynamischen Thrombektomiesystems
8-83b.80	Verwendung von 1 Mikrodrahtretriever-System zur Thrombektomie oder Fremdkörperentfernung

8-83b.82	Verwendung von 2 Mikrodrahtretriever-Systemen zur Thrombektomie oder Fremdkörperentfernung
8-83b.83	Verwendung von 3 oder mehr Mikrodrahtretriever-Systemen zur Thrombektomie oder Fremdkörperentfernung
8-83b.9	Einsatz eines Embolieprotektionssystems
8-83b.a1	Verwendung eines spezielles Nadelsystem zur subintimalen Rekanalisation zur perkutanen Passage organisierter Verschlüsse
8-83b.ba	Verwendung von einem (1) medikamentenfreisetzenden Ballon an anderen Gefäßen
8-83b.bb	Verwendung von zwei (2) medikamentenfreisetzenden Ballons an anderen Gefäßen
8-83c.70	Perkutan-transluminale Gefäßintervention, Intraarterielle Spasmolyse an sonstigen Gefäßen, 1 Gefäß
8-840.0a ↔	Perkutan-transluminale Implantation von nicht medikamentenfreisetzenden Stents, Gefäße viszeral, ein Stent
8-840.0c ↔	Perkutan-transluminale Implantation von nicht medikamentenfreisetzenden Stents, Gefäße Unterschenkel, ein Stent
8-840.0m ↔	Perkutan-transluminale Implantation von nicht medikamentenfreisetzenden Stents in A. carotis interna extrakraniell mit A. carotis communis, ein Stent
8-840.0q ↔	Perkutan-transluminale Implantation von nicht medikamentenfreisetzenden Stents, andere Arterien abdominal und pelvin, ein Stent
8-840.0s ↔	Perkutan-transluminale Implantation von nicht medikamentenfreisetzenden Stents, Arterien Oberschenkel, ein Stent
8-840.1a ↔	Perkutan-transluminale Implantation von nicht medikamentenfreisetzenden Stents, Gefäße viszeral, zwei Stents

8-840.1c ↔ Perkutan-transluminale Implantation von nicht medikamentenfreisetzenden Stents, Gefäße Unterschenkel, zwei Stents

8-840.1m ↔ Perkutan-transluminale Implantation von nicht medikamentenfreisetzenden Stents, A. carotis interna extrakraniell mit A. carotis communis, zwei Stents

8-840.1q ↔ Perkutan-transluminale Implantation von nicht medikamentenfreisetzenden Stents, andere Arterien abdominal und pelvin, zwei Stents

8-840.1s ↔ Perkutan-transluminale Implantation von nicht medikamentenfreisetzenden Stents, Arterien Oberschenkel, zwei Stents

8-840.2a ↔ Perkutan-transluminale Implantation von nicht medikamentenfreisetzenden Stents, Gefäße viszeral, drei Stents

8-840.2c ↔ Perkutan-transluminale Implantation von nicht medikamentenfreisetzenden Stents, Gefäße Unterschenkel, drei Stents

8-840.2m ↔ Perkutan-transluminale Implantation von nicht medikamentenfreisetzenden Stents, A. carotis interna extrakraniell mit A. carotis communis, drei Stents

8-840.2q ↔ Perkutan-transluminale Implantation von nicht medikamentenfreisetzenden Stents, andere Arterien abdominal und pelvin, drei Stents

8-840.2s ↔ Perkutan-transluminale Implantation von nicht medikamentenfreisetzenden Stents, Arterien Oberschenkel, drei Stents

8-841.0a ↔ Perkutan-transluminale Implantation von medikamentenfreisetzenden Stents, Gefäße viszeral, ein Stent

8-841.0c ↔ Perkutan-transluminale Implantation von medikamentenfreisetzenden Stents, Gefäße Unterschenkel, ein Stent

8-841.0m ↔ Perkutan-transluminale Implantation von medikamentenfreisetzenden Stents in A. carotis interna extrakraniell mit A. carotis communis, ein Stent

8-841.0q ↔ Perkutan-transluminale Implantation von medikamentenfreisetzenden Stents, andere Arterien abdominal und pelvin, ein Stent

8-841.0s ↔ Perkutan-transluminale Implantation von medikamentenfreisetzenden Stents, Arterien Oberschenkel, ein Stent

8-841.1a ↔ Perkutan-transluminale Implantation von medikamentenfreisetzenden Stents, Gefäße viszeral, zwei Stents

8-841.1c ↔ Perkutan-transluminale Implantation von medikamentenfreisetzenden Stents, Gefäße Unterschenkel, zwei Stents

8-841.1m ↔ Perkutan-transluminale Implantation von medikamentenfreisetzenden Stents, A. carotis interna extrakraniell mit A. carotis communis, zwei Stents

8-841.1q ↔ Perkutan-transluminale Implantation von medikamentenfreisetzenden Stents, andere Arterien abdominal und pelvin, zwei Stents

8-841.1s ↔ Perkutan-transluminale Implantation von medikamentenfreisetzenden Stents, Arterien Oberschenkel, zwei Stents

8-841.2a ↔ Perkutan-transluminale Implantation von medikamentenfreisetzenden Stents, Gefäße viszeral, drei Stents

8-841.2c ↔ Perkutan-transluminale Implantation von medikamentenfreisetzenden Stents, Gefäße Unterschenkel, drei Stents

8-841.2m ↔ Perkutan-transluminale Implantation von medikamentenfreisetzenden Stents, A. carotis interna extrakraniell mit A. carotis communis, drei Stents

8-841.2q ↔ Perkutan-transluminale Implantation von nicht medikamentenfreisetzenden gecoverten Stents (Stent-Graft), andere Arterien abdominal und pelvin, drei Stents

8-841.2s ↔ Perkutan-transluminale Implantation von nicht medikamentenfreisetzenden gecoverten Stents (Stent-Graft), Arterien Oberschenkel, drei Stents

8-842.0c ↔ Perkutan-transluminale Implantation von nicht medikamentenfreisetzenden gecoverten Stents (Stent-Graft), Gefäße Unterschenkel, ein Stent

8-842.0q ↔ Perkutan-transluminale Implantation von nicht medikamentenfreisetzenden gecoverten Stents (Stent-Graft), andere Arterien abdominal und pelvin, ein Stent

8-842.0s ↔ Perkutan-transluminale Implantation von nicht medikamentenfreisetzenden gecoverten Stents (Stent-Graft), Arterien Oberschenkel, ein Stent

8-842.1c ↔ Perkutan-transluminale Implantation von nicht medikamentenfreisetzenden gecoverten Stents (Stent-Graft), Gefäße Unterschenkel, zwei Stents

8-842.1q ↔ Perkutan-transluminale Implantation von nicht medikamentenfreisetzenden gecoverten Stents (Stent-Graft), andere Arterien abdominal und pelvin, zwei Stents

8-842.1s ↔ Perkutan-transluminale Implantation von nicht medikamentenfreisetzenden gecoverten Stents (Stent-Graft), Arterien Oberschenkel, zwei Stents

8-848.0c ↔ Perkutan-transluminale Implantation von medikamentenfreisetzenden gecoverten Stents (Stent-Graft), ein Stent, Gefäße Unterschenkel

8-848.0q ↔ Perkutan-transluminale Implantation von medikamentenfreisetzenden gecoverten Stents (Stent-Graft), ein Stent, andere Arterien abdominal und pelvin

8-848.0s ↔ Perkutan-transluminale Implantation von medikamentenfreisetzenden gecoverten Stents (Stent-Graft), ein Stent, Arterien Oberschenkel

8-848.1c ↔ Perkutan-transluminale Implantation von medikamentenfreisetzenden gecoverten Stents (Stent-Graft), zwei Stents, Gefäße Unterschenkel

8-848.1q ↔ Perkutan-transluminale Implantation von medikamentenfreisetzenden gecoverten Stents (Stent-Graft), zwei Stents, andere Arterien abdominal und pelvin

8-848.1s ↔ Perkutan-transluminale Implantation von medikamentenfreisetzenden gecoverten Stents (Stent-Graft), zwei Stents, Arterien Oberschenkel

DRG

801D Ausgedehnte OR-Prozedur ohne Bezug zur Hauptdiagnose mit bestimmter OR-Prozedur oder mit intensivmediz. Komplexbeh. > 196 / 184 / 368 Aufwandspunkte oder bestimmte nicht ausgedehnte OR-Prozedur mit neurolog. Komplexbehandlung des akuten Schlaganfalls

B02D Komplexe Kraniotomie oder Wirbelsäulen-Operation, ohne bestimmten komplexen Eingriff, Alter > 5 Jahre, ohne bestimmte komplizierende Faktoren

B04A Interventionelle oder beidseitige Eingriffe an den extrakraniellen Gefäßen mit äußerst schweren CC

B04C Bestimmte interventionelle Eingriffe an den extrakraniellen Gefäßen, ohne mehrzeitige Eingriffe, ohne beidseitige Eingriffe, ohne äußerst schwere CC

B20E Kraniotomie oder große Wirbelsäulen-Operation ohne komplexe Prozedur, Alter > 2 Jahre, ohne komplexe Diagnose, ohne bestimmten Eingriff bei Trigeminusneuralgie

E02B Andere OR-Prozeduren an den Atmungsorganen, Alter > 9 Jahre, mit mäßig aufwendigem Eingriff bei Krankheiten und Störungen der Atmungsorgane oder mehr als ein Belegungstag mit bestimmtem Eingriff an Larynx oder Trachea oder mit äußerst schweren CC

E64A Respiratorische Insuffizienz, mehr als ein Belegungstag, mit äußerst schweren CC oder Lungenembolie

F14A	Komplexe oder mehrfache Gefäßeingriffe außer große rekonstruktive Eingriffe mit äußerst schweren CC
F14B	Komplexe oder mehrfache Gefäßeingriffe außer große rekonstruktive Eingriffe, ohne äußerst schwere CC
F19A	Andere transluminale Intervention an Herz, Aorta und Lungengefäßen mit äußerst schweren CC
F19C	Andere transluminale Intervention an Herz, Aorta und Lungengefäßen ohne äußerst schwere CC, Alter > 17 Jahre
F56B	Perkutane Koronarangioplastie mit hochkomplexer Intervention, ohne bestimmte hochkomplexe Intervention oder ohne äußerst schwere CC oder Kryoplastie
F58A	Perkutane Koronarangioplastie mit äußerst schweren CC
F58B	Perkutane Koronarangioplastie ohne äußerst schwere CC
F59A	Mäßig komplexe Gefäßeingriffe mit äußerst schweren CC oder Rotationsthrombektomie
F59B	Mäßig komplexe Gefäßeingriffe mit aufwendigem Eingriff oder Mehrfacheingriff oder bestimmter Diagnose oder Alter < 16 Jahre, mehr als ein Belegungstag
F59C	Mäßig komplexe Gefäßeingriffe mit bestimmtem Eingriff oder anderem Mehrfacheingriff, Alter > 15 Jahre oder ein Belegungstag
F59D	Mäßig komplexe Gefäßeingriffe ohne aufwendigen oder bestimmten Eingriff, ohne Mehrfacheingriff, Alter > 15 Jahre oder ein Belegungstag
F75D	Andere Krankheiten des Kreislaufsystems ohne äußerst schwere CC oder ein Belegungstag, Alter > 17 Jahre

G64A   Entzündliche Darmerkrankung oder andere schwere Erkrankungen der Verdauungsorgane, mit äußerst schweren CC

G70B   Andere schwere Erkrankungen der Verdauungsorgane ohne äußerst schwere CC, Alter > 15 Jahre

Link-Sammlung

Links zu DRG-verwandten Themen

InEK GmbH: deutsches „DRG-Insititut"; Fallpauschalen-Katalog, Kodierrichtlinien, Definitionshandbücher	www.g-drg.de
Bundesministerium für Gesundheit und Soziale Sicherung; Gesetzestexte	www.bmgs.de
Internetportal der allgemeinen Ortskrankenkassen; sehr ausführliche und gut sortierte Sammlung von Dokumenten zu vielen Gebieten des Gesundheitswesens – von Statistiken über Gesetzestexte bis zu Überleitungstabellen und AOP-Katalogen	www.aok-gesundheits-partner.de
Informationsportal und DRG-Forum „MyDRG"; Informations- und Linksammlung, aktueller Newsticker aus dem Gesundheitswesen	www.mydrg.de
Medizinischer Dienst der Spitzenverbänder der Krankenkassen: Richtlinien zur MDK-Prüfung	www.mds-ev.org
Medizinischer Dienst der Krankenversicherung; Kodierempfehlungen SEG4 der MDK	www.mdk.de
Sammlung und Kurzbeschreibung internationaler Literaturstellen zum Thema DRG	www.drgblog.de
Deutsche Gesellschaft für Medizincontrolling e. V.; Kodierempfehlungen des FoKA	www.medizincontroller.de
Internetplattform mit tagesaktuellen Informationen und Links zum Thema DRG u. a.	www.medinfoweb.de

Internetseite des Medizincontrollings des Universitätsklinikums Münster mit vielen Informationen zu DRG und Controlling, sowie eigenen Publikationen	drg.uni-muenster.de
Web-Auftritt der Baden-Württembergischen Krankenhausgesellschaft; Datenbank zu häufigen Kodierfragen (größtenteils mit den MDK abgestimmt)	www.bwkg.de
Internetauftritt des Deutschen Instituts für medizinische Dokumentation und Information. Umfassender Downloadbereich für ICD-10 und OPS, geordnet nach Jahr und Art. Daneben umfassende Informationen zu verwandten Themen wie Arzneimittel, eHealth, und Datenbankrecherchen.	www.dimdi.de

Links zu medizinischen und anderen Bereichen

Wikipedia Durch Fachautoren und Peer-Review sehr umfassende und qualitative Enzyklopädie zu quasi allen (nicht nur medizinischen) Themen.	www.wikipedia.de
Online-Portal der Arbeitsgemeinschaft der Wissenschaftlichen Medizinischen Fachgesellschaften e. V. mit Links zu Publikationen und vor allem den verfügbaren Leitlinien zu den verschiedensten Themen. Daneben auch Link zur gemeinsamen DRG-Fachgruppe der AWMF und der Bundesärztekammer.	www.uni-duesseldorf.de/AWMF/

Internetauftritt des Universitätsklinikums Aachen mit einer hervorragenden Link-Sammlung deutschsprachiger Lexika/Gesundheitsportale (z. B. Abkürzungslexikon, Laborlexikon, medizinische Lexika) und sogar einiger englischsprachiger Lexika.

http://www.ukaachen.de/content/referencepage/2338033

Die Bundesärztekammer (Arbeitsgemeinschaft der deutschen Ärztekammern) ist die Spitzenorganisation der ärztlichen Selbstverwaltung. Auf der Internetseite sind Links zu Gesundheitspolitik, Medizin & Ethik, Ärztestatistik und natürlich Richtlinien/Leitlinien/Empfehlungen zu finden.

www.bundesaerztekammer.de

Internetauftritt der deutschen Gesellschaft für Angiologie/Gesellschaft für Gefäßmedizin e. V.

www.dga-gefaessmedizin.de

Stichwortverzeichnis